首都医科大学附属北京友谊医院

产科疾病
病例精解

郝增平　杨　桦／主编

科学技术文献出版社
SCIENTIFIC AND TECHNICAL DOCUMENTATION PRESS
·北京·

图书在版编目（CIP）数据

首都医科大学附属北京友谊医院产科疾病病例精解/郝增平，杨桦主编 . —北京：科学技术文献出版社，2019.11（2020.11重印）

ISBN 978-7-5189-5328-8

Ⅰ.①首… Ⅱ.①郝… ②杨… Ⅲ.①产科病—病案—分析 Ⅳ.①R714

中国版本图书馆 CIP 数据核字（2019）第 052025 号

首都医科大学附属北京友谊医院产科疾病病例精解

策划编辑：王梦莹　　责任编辑：李　丹　王梦莹　　责任校对：文　浩　　责任出版：张志平

出　版　者	科学技术文献出版社
地　　　址	北京市复兴路 15 号　邮编 100038
编　务　部	（010）58882938，58882087（传真）
发　行　部	（010）58882868，58882870（传真）
邮　购　部	（010）58882873
官方网址	www.stdp.com.cn
发　行　者	科学技术文献出版社发行　全国各地新华书店经销
印　刷　者	北京虎彩文化传播有限公司
版　　　次	2019 年 11 月第 1 版　2020 年 11 月第 2 次印刷
开　　　本	787×1092　1/16
字　　　数	154 千
印　　　张	13.5
书　　　号	ISBN 978-7-5189-5328-8
定　　　价	98.00 元

编 委 会

主 编 简 介

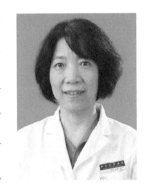

郝增平，教授、硕士生导师、首都医科大学附属北京友谊医院妇产科主任医师、妇产科主任。2002—2003 年曾赴美国学习。从事妇产科临床、教学及科研工作 31 年，在妇科肿瘤的诊治、妇科疑难疾病的诊治、老年妇科疾患的诊治、子宫内膜异位症及妇科炎症等诊治方面积累了丰富的临床工作经验。承担并参加了多项科研课题；在核心期刊发表论文多篇。担任多个社会任职：中国医师协会妇产科分会委员；北京医学会妇产科分会委员；北京医学会中西医结合学会妇产科分会常委；北京医学会妇科肿瘤分会委员；中国老年医学和老年学会妇科分会委员；中国医师协会微无创委员会子宫肌瘤专业委员会委员；北京市住院医师规范化培训委员会委员；北京妇产学会常委；《中国医刊》编委等。

主编简介

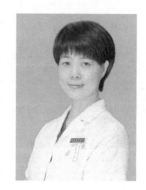

杨桦，首都医科大学附属北京友谊医院妇产科副主任医师。

专长：高危妊娠，围产医学，盆底功能障碍性疾病的康复治疗。擅长高危孕产妇的管理及诊治，妊娠合并症及并发症的诊断处理，特别是妊娠期糖尿病、妊娠合并糖尿病、宫颈机能不全、前置胎盘及胎盘植入的诊治。目前承担中华医学会、吴阶平基金、首都医科大学等多项省级及局级课题。取得国际注册营养师，公共营养师资格、国际注册心理咨询师资格。

社会任职：北京市市级及区级高危孕产妇管理及危重症抢救专家组成员，北京市西城区盆底康复专家组成员，北京市医疗鉴定委员会专家，北京医师协会妇产科专科分会青年委员会副主任委员；北京医师协会妇产科专科分会理事；北京医学会围产分会青年委员；北京医学会输血分会妇儿组委员。中国妇幼保健协会女性盆底康复委员会委员。中国医药教育协会生育健康专业委员会常务委员。

前　言

随着二孩政策的放开，高龄、有内外科合并症的孕产妇比例明显增多，她们的妊娠风险高，孕期并发症发生率高，而且严重。首都医科大学附属北京友谊医院产科是北京市十二家危重孕产妇抢救中心之一，产科团队具有丰富的临床经验和处理危重症的能力，在高危妊娠的管理和危重病例的救治方面处于国内先进水平。书中所有病例均为我院成功救治的临床典型病例，并结合文献报道进行编写，旨在提高产科医生的临床思维和处理疑难危重症的能力。

本书具有以下特点：①参编作者均为首都医科大学附属北京友谊医院妇产科高年资产科医生，具有丰富的临床经验和教学经验。②全书以病例讨论形式呈现，选择临床典型的产科病例，涵盖常见病、多发病及疑难重症，临床思维成熟，诊疗思路清晰，治疗处理规范。③病例讨论包括完整的病例资料、诊疗经过、处理方案和依据、病例分析和讨论完整系统的阐述疾病的诊治思路。

本书的适用对象较为广泛，相关妇产科专业的研究生、住院医师及本专业相关临床医务人员都可阅读。

希望本书的出版能有利于提高我国产科医生临床诊疗水平，提高危重孕产妇的救治水平，从而进一步提高产科医疗质量。

本书的内容与编排难免有不妥之处，殷切希望读者给予指正，以便及时纠正改进。

目　录

妊娠期高血压疾病

001　重度子痫前期并发脑出血一例 ……………………………… 1

002　重度子痫前期并发心衰一例 …………………………………… 6

003　重度子痫前期并发肺水肿一例 ………………………………… 11

004　重度子痫前期并发肝破裂一例 ………………………………… 16

005　重度子痫前期、产前 HELLP 综合征一例 ………………… 22

006　重度子痫前期、产后 HELLP 综合征一例 ………………… 26

妊娠并发症

007　妊娠期肝内胆汁淤积症一例 …………………………………… 32

008　妊娠期急性脂肪肝一例 …………………………………………… 37

妊娠合并心脏病

009　妊娠合并肺动脉高压两例 ……………………………………… 43

010　妊娠合并风湿性心脏病、心房颤动一例 ………………… 56

妊娠期糖代谢异常

011　糖尿病合并妊娠、眼底病变一例 …………………………… 63

妊娠期消化系统疾病

012　妊娠合并急性胰腺炎两例 ……………………………………… 71

妊娠期血栓栓塞性疾病

013 妊娠期肺栓塞一例 ………………………………………… 84

妊娠合并血液系统疾病

014 妊娠合并遗传性球形红细胞增多症，溶血性贫血一例 ……… 89

015 妊娠合并自身免疫性溶血性贫血一例 ……………………… 95

妊娠合并恶性肿瘤

016 妊娠合并结肠癌一例 ……………………………………… 100

017 妊娠合并肺癌一例 ………………………………………… 108

胎儿异常与多胎妊娠

018 妊娠合并系统性红斑狼疮、胎儿生长受限一例 …………… 115

019 胎儿窘迫两例 ……………………………………………… 122

020 妊娠合并系统性红斑狼疮致胎死宫内一例 ……………… 134

021 选择性胎儿生长受限一例 ………………………………… 139

胎儿附属物异常

022 凶险性前置胎盘一例 ……………………………………… 144

023 脐带脱垂一例 ……………………………………………… 151

分娩期并发症

024 产后出血行子宫动脉栓塞一例 …………………………… 155

025 复杂生殖道裂伤致产后出血一例 ………………………… 160

026 子宫内翻致产后出血一例 ………………………………… 165

027 羊水栓塞一例 ……………………………………………… 170

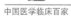
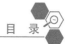
028 妊娠合并肺炎一例 ························· 178

029 残角子宫妊娠破裂一例 ···················· 188

030 宫颈机能不全、难免流产一例 ············· 195

附录

首都医科大学附属北京友谊医院简介············· 202

首都医科大学附属北京友谊医院产科简介········· 204

妊娠期高血压疾病

001　重度子痫前期并发脑出血一例

📋 病历摘要

患者 23 岁，主因停经 32^{+5} 周，血压升高 3 周入院。平素月经规律（4~5）/30 天，停经 11 周外院产科建册测 BP 110/70mmHg，定期产检，口服葡萄糖耐量试验（OGTT）正常，入院前 3 天 BP 140/90mmHg，尿蛋白（±），入院当日外院产检 BP 170/100mmHg 尿蛋白（+++），无自觉症状，以"重度子痫前期"转入我院。

既往史： 体健。

查体：T 36.0℃，BP 170/100mmHg，P 85 次/分，R 19 次/分。身高 165cm，体重 74kg，心肺（−），腹膨隆，腹部压痛（−）肝脾未触及，浮肿（++）产科检查：腹围 97cm，宫高 31cm，枕左前位，未触及宫缩，胎心 144 次/分。骨盆外测量：正常。内诊：胎头 S−2，宫颈长 3cm，宫口未开，胎膜存。

辅助检查：（入院当日）血常规：HGB 110g/L，HCT 38%，PLT 150×10^9/L。尿常规：PRO（+++），KET（−）。产科超声：胎儿头位，BPD 8.3cm，FL 6.1cm，AC 27.2cm，HC 29.8cm。羊水深度 4.4cm，S/D 2.5，胎盘后壁 0 级。

入院诊断：妊娠 32^{+5} 周。孕 3 产 0。LOA。子痫前期（重度）。

诊疗经过：完善各项检查，间断吸氧，左侧卧位。硫酸镁负荷量 5g + 维持量 15g 静脉泵入（每疗程连续用药 7 天，停 3 天开始第二个疗程）。口服拉贝洛尔 100mg tid po，地塞米松：5mg q12，共 4 次。入院后 24 小时尿蛋白定量 1.6g。DIC，肝肾功能及血气均正常。眼科会诊：双眼视网膜动脉痉挛，A：V/1：2。ECG 窦性心律，UCG 未见明显异常。入院后患者病情平稳，血压（130 ～ 150）/（80 ～ 90）mmHg，胎心监护反应型，每日尿蛋白（+～++），复查 24 小时尿蛋白定量 1.3g，予期待治疗延长孕周 2 周。2010 − 8 − 11，6:00 患者出现头痛、恶心、呕吐，血压 150/110mmHg，尿蛋白（++），给予冬眠Ⅰ号 1/3 量肌注，甘露醇 250ml 快速静点，处理过程中患者突然口吐白沫，随之意识丧失，呼之不醒，无抽搐，神经内科会诊引出病理性反射，急行 CT 检查（图1），提示：右侧额颞叶脑出血，立即组织全院会诊。8:00 在全麻下行剖宫产术 + 开颅脑血肿清除术。术中娩出男活婴，Apgar 评分 1 分钟、5 分钟、10 分钟分别为 6 分、10 分、10 分，体重 1880g，转儿科，术后诊断：脑出血（右额颞叶）并破入脑室（图2）。蛛网膜下腔出血。

子痫前期（重度）。妊娠 34^{+4} 周，孕 3 产 1。LOA。手术分娩。早产。新生儿轻度窒息。低蛋白血症。产妇术后转入 ICU，后转入脑外科继续治疗，1 个月后左上下肢肌力减弱（2～3 级），出院后继续治疗。

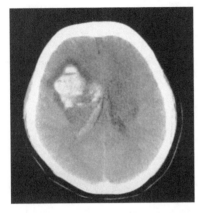
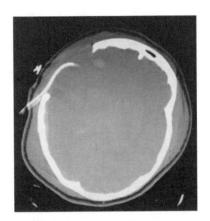

图 1　术前头颅 CT　　　　　　图 2　术后头颅 CT

病例分析

　　研究发现，孕妇体内环境平衡失调导致血管内皮系统损伤是引发重度子痫前期的中心环节，全身广泛的血管痉挛和许多器官包括胎儿胎盘单位灌注不足和凝血障碍为其主要病理特征。脑部小动脉痉挛可引起脑组织缺血缺氧，致使血流淤滞，血管内皮损伤，甚至发生微血管内血栓形成，脑出血多发生在孕晚期或产褥期，此时机体血液处于高凝状态，不但加重血管痉挛性收缩，甚至引发弥漫性血管内凝血（disseminated intravascular coagulatim，DIC）。血管短暂痉挛和微血栓可导致短暂性脑缺血发作；持续严重痉挛，脑组织缺血缺氧，可导致脑水肿，颅内压升高，甚至血管破裂，发生大面积脑出血，严重者可因脑疝致死。临床上要极力避免的脑出血猝死是其中最严重的表现，猝死原因主要由于严重脑出血，颅内压迅速而

笔记

3

明显增加，导致天幕疝或枕大孔疝，致使脑干受压，生命中枢受损，呼吸衰竭，发病后即可陷入深昏迷。重度子痫前期脑出血的防治：做好围产期保健，及时采取措施治疗重度子痫前期，控制血压，加强监护，重视患者主诉，注意复查各项指标，及时发现病情变化。掌握头颅 CT 的使用时机，内外科配合诊治，适时终止妊娠，实施个体化处理原则；重度子痫前期产妇第二产程应避免屏气用力，以手术助产为宜；分娩前已有脑出血者应以孕妇安全为前提，尽快剖宫产；治疗原则为镇静、降颅压、止血、抗感染及手术。

病例点评

1. 一旦确诊严重高血压（血压高于 160/110mmHg，并且持续 15 分钟及以上），则应尽快（60 分钟内）且迅速地开始一线药物治疗，以降低孕产妇中风的风险。严重收缩期高血压（血压 ≥ 160mmHg）和严重舒张期高血压（血压 ≥ 90mmHg）可单独或同时在产前、产时、产后急性发作。之前无慢性高血压病史［如患有子痫前期；妊娠高血压；或溶血、肝酶升高及血小板计数降低（HELLP）综合征］的孕妇可突发严重高血压，治疗目标不是让血压降至正常，而是使血压控制在（140～150）/（90～100）mmHg，以防再次长时间暴露于严重收缩期高血压，而导致后续的脑血管自我调节功能失常。如发生高血压危象，并且血压长时间难以控制，则即使在紧急情况下，也应先稳定孕产妇血压后再行分娩。

2. 静脉应用拉贝洛尔和肼屈嗪一直被作为治疗妊娠期和产后严重高血压急性发作的一线药物。目前国内多没有上述药物，口服硝苯地平速释片也可作为一线治疗，尤其当不能在短时间建立静脉通道时，一些研究表明口服硝苯地平速释片的患者比静脉应用拉贝

笔记

洛尔和肼屈嗪的血压下降更快且尿量增加明显。不推荐硫酸镁作为抗高血压的药物，但其仍是预防（症状严重）子痫前期患者发生子痫和控制子痫发作的首选药物。

3. 重型子痫前期的患者，严密监测血压，积极控制血压在满意范围，亦不是过低就最佳。注意患者主诉，及时处理，降压效果不佳，及时多学科会诊，急请麻醉师、母胎医学专家、重症监护学专家会诊，讨论二线干预措施。

4. 本病例妊娠 32 周出现早发型子痫前期（重度）出现孕周较早，经治疗病情稳定并有一定好转。期待治疗近 2 周。期待治疗过程中无前驱征兆突然病情加重，起病急，并发颅内出血，虽经积极抢救，但患者遗留后遗症。重度子痫前期脑出血的防治：做好围产期保健，及时采取措施治疗重度子痫前期，控制血压，加强监护，重视患者主诉，注意复查各项指标，及时发现病情变化。掌握头颅CT 的使用时机，内外科配合诊治，适时终止妊娠，实施个体化处理原则；重度子痫前期产妇第二产程应避免屏气用力，以手术助产为宜；分娩前已有脑出血者应以孕妇安全为前提，尽快剖宫产；治疗原则为镇静、降颅压、止血、抗感染及手术。

参考文献

1. 梁竹巍，蔺莉，冯力民，等．妊娠合并脑出血的临床特征和影响预后的相关因素分析．中华围产医学杂志，2016，19（3）：206 – 211.

2. Mudjari N S, Samsu N. Management ofhypertension in pregnancy. Acta Med Indones，2015，47：78 – 86.

3. Razmara A，Bakhadirov K，Batra A，et al. Cerebrovascular complications of pregnancy and the postpartum period. Curr Cardiol Rep，2014，16（10）：532.

（杨桦　王小菊　编写）

002 重度子痫前期并发心衰一例

病历摘要

患者32岁，主因：停经8⁺个月，下肢水肿1个月，胸闷、憋气4天。

现病史：孕期定期产检，孕18周唐氏筛查提示开放性脊柱裂高风险，孕20周复查无创胎儿染色体非整倍体产前检测未见明显异常，孕21周彩超筛查胎儿畸形未见脊柱裂及其他畸形，脐动脉 S/D：7.0。孕27周、孕32周彩超提示脐动脉 S/D：3.24、4.18。孕27周 OGTT 5.02 - 8.20 - 7.17mmol/L。孕中晚期无头晕、眼花及视物不清。近1个月出现双下肢膝下水肿，现延及眼睑。近4天胸闷、憋气，不能平卧。无咳嗽、咳泡沫痰。入院当天，当地医院检查血压160/100mmHg，尿蛋白（2＋），考虑早发型子痫前期重度，予硫酸镁5g静点、拉贝洛尔100mg口服后转入我院。现无腹痛，无阴道流血流水，有自觉胎动。

查体：T 37.0℃，P 120次/分，R 30次/分，BP 180/110mmHg。意识烦躁、神清状弱，喘憋状态，端坐位，间断对答，查体不配合。双肺散在湿啰音，哮鸣音，心率120次/分，律齐，未闻及额外心音及杂音。腹软，肝脾肋下未触及，肝、脾、肾区无叩痛，脊柱无畸形，双下肢水肿（4＋），活动自如，生理反射存在，病理反射未引出。

辅助检查：血常规（2014-2-11）：WBC 15.4×10⁹/L，GR% 74.7%，Hb 134g/L，HCT 38.2%，PLT 192×10⁹/L。尿常规（2014-2-11）：尿蛋白（2+）。超声（2014-2-11）：头位，BPD 8.2cm，AC 26.7cm，FL 5.7cm，HC 29.8cm，S/D 4.18。羊水指数：9.7cm，胎盘Ⅰ~Ⅱ级。胎儿颈部可见环状血流信号，提示单活胎，头位，胎儿S/D升高。心电图（2014-2-11）：窦性心动过速120次/分。

入院诊断：妊娠32⁺³周，孕2产0，子痫前期（重度），心功能衰竭（心功能Ⅳ级），胎儿窘迫？

入院后治疗及分娩情况：入院后血压波动在（130~230）/（80~130）mmHg，心率80~120次/分，血氧90%~100%，面罩给氧10L/min，予静脉泵入硫酸镁15g解痉治疗，予拉贝洛尔口服3片，拜新同1片、间断予压宁定共25ml降压治疗，西地兰0.4mg、喘定0.25mg、呋塞米40mg利尿抗心衰治疗，严格控制入液量，维持出入量负平衡，维持水电解质及酸碱平衡；入院后完善化验：血常规：WBC 14.6×10⁹/L，GR 78.1%，HGB 130g/L，PLT 236×10⁹/L。血气：pH 7.346，PO₂ 87.40mmHg，PCO₂ 31.70mmHg，HCO₃ 16.90mmol/L，ABE -7.6mmol/L。P2+P3：ALB 24.9g/L，Cr 106μmol/L，BUN 6.48mmol/L，K 4.01mmol/L，ALT 13U/L。TNT、DIC基本正常。BNP 8445pg/ml。C11+肝功：ALB 25g/L，Cr 127μmol/L，BUN 9.51mmol/L，余大致正常。眼底示右眼高血压性视网膜病变Ⅱ级，双眼视网膜动脉硬化，床旁胸片示：双肺病变，肺水肿可能性大，双侧胸腔积液不除外。床旁彩超提示双侧胸腔积液，超声心动示：左室略增大，左室射血分数0.62，心包腔内可见少量心包积液液性暗区。经积极治疗后患者自觉胸闷憋气症状有所缓解，血压波动在（130~150）/（80~110）mmHg，心率

80 ~ 100 次/分, 血氧 98% ~ 100%。复查血气: pH 7.339, PO_2 131.80mmHg, PCO_2 33.60mmHg, HCO_3 17.70mmol/L, ABE −7.2mmol/L。考虑心功能不全有所控制, 在 CSEA 下行子宫下段剖宫产术, 手术顺利, 术中分娩一活男婴, 体重 1500g, 转入儿科治疗, 术后给予腹部加压沙袋。术中生命体征平稳: 术中血压波动在: (106 ~ 160)/(70 ~ 90) mmHg, 心率波动在 66 ~ 115 次/分, 血氧饱和度 100%, 术中出血 100ml, 尿量 100ml, 术后患者一般情况好: 血压 106/70mmHg, 心率 106 次/分, 血氧饱和度 100%, 腹部伤口敷料干燥, 子宫收缩好, 宫底脐平, 阴道少量出血, 转入 ICU 继续监护, 抗感染等治疗。转入 ICU 后予以持续心电监护、鼻导管吸氧, 予抗感染及对症补液支持治疗。予以缩宫素促宫缩及硫酸镁静点解痉治疗, 监测患者脉氧饱和度及血气均提示氧合良好。术后第三天返产科病房, 继续给予口服拉贝洛尔降压治疗, 口服抗生素预防感染, 化验大致正常, 血压控制平稳, 无自觉不适, 术后恢复好, 体温正常, 血压正常, 子宫复旧好, 腹部切口愈合好, 出院。

🔬 病例分析

患者系子痫前期 (重度)。妊高征性心脏病。心功能不全 (心功能Ⅳ级)。低蛋白血症。双侧胸腔积液。妊娠 32^{+4} 周。孕 2 产 0。属极高危孕妇。入院前 1 个月出现双下肢水肿, 并逐渐加重。入院前 4 天出现胸闷、憋气, 不能平卧。外院血压 160/100mmHg, 尿蛋白 (2 +), 结合心脏彩超及相关试验室检查: 子痫前期重度。妊高征性心脏病。心功能不全 (心功能Ⅳ级) 诊断明确。入院后积极控制病情对症治疗, 心功能不全有所好转后终止妊娠, 母儿均预后良好。引起成人心功能低下的妊娠合并心脏病种类主要为妊娠高血压性心脏病（55%）和先天性心脏病（25%）。妊娠高血压性心脏病和先天性心脏病是造成妊娠期严重心功能不全的主要原因，心脏病仍然是孕产妇死亡的重要原因。妊娠高血压性心脏病是妊娠高血压综合征的严重并发症之一，也是引起孕产妇死亡的主要原因之一。妊娠高血压综合征致心功能不全是由于全身小动脉痉挛、冠状动脉痉挛，引起心肌供血不足与间质水肿，心脏收缩功能减退；全身小动脉痉挛，外周阻力增高，左心室后负荷增加，从而使左心室舒张末期压力升高。妊娠高血压综合征时水钠潴留，血液浓缩及黏稠度增高导致周围小血管阻力增加。发生心功能不全的病例，多为重度妊娠高血压综合征且多伴有明显水肿和蛋白尿，感染，贫血，补液不当是促使心脏功能不全的重要诱发因素。这些因素加重心脏负担，导致心功能不全的发生。多主张心衰控制后 24 ～ 48h 可考虑选择性剖宫产，严重心衰内科治疗未奏效，可考虑紧急剖宫产，减轻心脏负担，以挽救母儿生命。孕妇的心功能状态直接影响围生儿结局。妊娠合并心脏病是围生儿死亡的重要原因，心功能Ⅱ级组早产率显著高于正常妊娠者，心功能Ⅲ、Ⅳ级患者的早产率显著高于心功能Ⅱ级患者。心功能Ⅲ、Ⅳ级患者新生儿出生体重显著低于正常新生儿和心功能Ⅱ级患者。对妊娠高血压疾病积极治疗，预防与积极治疗感染，积极纠正贫血，降低孕期心功能不全的发生。

🏥 病例点评

在孕前患者并无心脏病及高血压史，妊娠 20 周以后出现子痫前期临床表现，并在此基础上发生以心肌损伤为主的心力衰竭症候群，经治疗产后恢复正常。心衰可以发生在重度子痫前期的疾病发展过程中，也可以与重度子痫前期相伴同时起病，表现凶险。妊娠期、分娩期和产后都可发病。在子痫前期尤其是重度者水肿明显或体重增加较快，多伴有贫血和低蛋白血症。

当患者出现夜间不能平卧、端坐呼吸、自觉心慌气短时，查体：心率 >110 次/分，呼吸 >20 次/分、心界扩大、心前区闻及收缩期杂音或偶闻肺底湿啰音时，是大家熟知的早期心衰征兆。在某些病例，特别是无规律产前检查者，可能仅以咳嗽为主诉就诊。重度子痫前期患者外周阻力增加，为保证心输出量，心率代偿增加，心电图可表现为窦性心动过速；冠状动脉痉挛引起心肌缺血缺氧、心肌内异位兴奋灶形成，可表现为 ST 段下移、T 波低平或倒置、心律失常。重度子痫前期患者应行常规心电图检查。胸片检查有助于心脏扩大、肥厚，以及肺水肿的诊断。彩色超声心动图检查可以准确反映心脏功能。对于病情严重者，床旁超声心动图检查是迅速、准确、不必搬动患者的检查方法，优于胸片检查。妊娠期高血压性心脏病的特点是左心室舒张功能障碍所致的急性左心衰。因此，针对此病特点，在应用血管活性药物降压的同时，应给予具有正性肌力作用和电生理作用的快速强心甙药物。重度子痫前期者因低蛋白血症常伴有胸腹水和心包积液，又由于肺毛细血管压急速升高，血浆从毛细血管内渗出到肺组织间隙和肺泡，极易造成肺水肿。除应用扩血管药和正性肌力药外，利尿剂是重要的治疗药物之一。利尿剂的综合效用是促使水钠的排出，减轻体液量，改善心功能，消除水肿。静脉注射 20 ~ 40mg 呋塞米是快捷有效的措施。分娩期和产后血流动力学改变最为明显，血浆胶体渗透压可从足月时的 22mmHg 降到产后的 16mmHg，而在子痫前期患者则是从足月时的 18mmHg 降到了产后的 14mmHg。血浆胶体渗透压的改变在产后 6 ~ 16h 达最低点，在产后 24h 后恢复到产时水平。血管内外的胶体渗透压和流体静水压的平衡在重度子痫前期伴有严重低蛋白血症时被破坏，当产后回心血量增加时，胶体渗透压更进一步的下降，此时最易发生心衰、肺水肿。不论是在产前、产时还是产后，在心衰控制平稳后都可以给予人体白蛋白或血浆，以提高胶体渗透压来稳定微循环，但需要警惕循环血量增加而再次诱发心衰之可能。心衰控制或达平稳，及时和适时终止妊娠是其原则。终止妊娠方式应以孕妇安全为主，并依据孕妇和胎儿的具体情况而定。对于重度子痫前期的各种严重并发症包括妊娠期高血压性心脏病，推荐个性化的处理方案。

（杨桦　王小菊　编写）

003　重度子痫前期并发肺水肿一例

病历摘要

患者 35 岁因"停经 32 周，活动后喘憋伴呼吸困难 1 周，视物模糊 1 天"入院。患者平素月经规律，4 天/30 天，末次月经 2013 - 5 - 12，停经 50$^+$天，查尿 HCG 阳性，停经 2 个月出现轻度恶心、呕吐等早孕反应，停经 10^{+1}周超声提示胚胎大小相当于孕 8^{+1}周，停经 12$^+$周超声提示胚胎相当于 10$^+$周大小，核实孕周后估计预产期后推 2 周。孕 5 个月自觉胎动活跃至今。于当地医院建册，不定期产检。孕早期无阴道流血、感冒发热等不适，无药物保胎史。未行羊水穿刺检查，孕 22$^+$周筛畸 B 超未见明显异常，孕 28$^+$周查 OGTT 4.3 - 6.31 - 5.23mmol/L。近 2$^+$周患者自觉双下肢水肿明显，无头痛、头晕等不适，休息后水肿可略缓解，近1周患者自觉一般活动后喘憋，夜间偶有喘憋症状，可平卧，无咳嗽、咳痰等不适。1天前患者自觉视物模糊，无头晕头痛、呕吐等不适，无见红、腹痛及阴道流水流血，今日4pm急诊入当地医院，查血压150/100mmHg，尿蛋白（3＋），考虑子痫前期重度，予硫酸镁4g冲击量，急诊转入我院。

既往史：体健。

查体：体温36.6℃，脉搏108次/分，呼吸18次/分，血压160/110mmHg。一般状况可，意识清醒，全身皮肤黏膜未见苍白及紫绀，双肺呼吸音清晰，双肺底可闻及湿啰音。心界不大，心率108次/分，节律齐，未闻及心音增强或减弱，肝脾未及，宫高27cm，腹围105cm，未及宫缩，宫体无压痛，胎心140次/分。双下肢水肿（＋）。生理反射存在，病理反射未引出。

辅助检查：尿常规（2014－1－5，外院）：尿蛋白3＋。肝功（2014－1－5，外院）：GLU 6.25mmol/L，ALT 52.0IU/L，AST 89IU/L，ALB 27.9g/L。DIC（2014－1－5，外院）：大致正常。妇科彩超（2013－12－3，外院）：单胎，头位，双顶径7.0cm，HC 258mm，AC 244mm，FL 5.3cm，脐动脉血流A/B 2.67，羊水深度5.0cm，胎盘左侧壁，Ⅰ级。双肾盂可见分离，左侧宽约0.5cm，提示：单活胎，头位。ECG（2014－1－5，我院）：窦性心动过速，P－R间期延长。

入院诊断：妊娠32周，孕3产1。枕左前位。子痫前期（重度）心功能不全。妊娠期高血压疾病性心脏病？肺水肿，围产期心肌病？肝功能异常。

入院后治疗及分娩情况：入院后血压波动在（130～230）/（80～130）mmHg，心率80～120次/分，血氧90%～100%，患者病情危重，向患者家属交代病情并下病重通知。患者入院后，嘱患者静卧休息，避免情绪激动，面罩给氧 10L/min，予静脉泵入硫酸镁 15g 解痉治疗，予拉贝洛尔口服 3 片，拜新同 1 片、间断予压宁定共 25ml 降压治疗，西地兰 0.4mg、喘定 0.25mg、呋塞米 40mg 利尿抗心衰治疗，严格控制入液量，维持出入量负平衡，维持水电解质及酸碱平衡；入院后完善化验：血常规：WBC 14.6×10^9/L，GR 78.1%，HGB 130g/L，PLT 236×10^9/L。血气：pH 7.346，PO_2 87.40mmHg，PCO_2 31.70mmHg，HCO_3 16.90mmol/L，ABE −7.6mmol/L。P2 + P3：ALB 24.9g/L，Cr 106μmol/L，BUN 6.48mmol/L，K 4.01mmol/L，ALT 13U/L。TNT、DIC 基本正常。BNP 8445pg/ml。C11 + 肝功：ALB 25g/L，Cr 127μmol/L，BUN 9.51mmol/L，余大致正常。眼底：右眼高血压性视网膜病变Ⅱ级，双眼视网膜动脉硬化。床旁胸片示：双肺病变，肺水肿可能性大，双侧胸腔积液不除外。床旁彩超提示双侧胸腔积液，超声心动示：左心室略增大，射血分数 0.62，心包腔内可见少量心包积液液性暗区。经积极治疗后患者自觉胸闷憋气症状有所缓解，血压波动于 130~150/80~110mmHg，心率 80~100 次/分，血氧 98%~100%。复查血气：pH 7.339，PO_2 131.80mmHg，PCO_2 33.60mmHg，HCO_3 17.70mmol/L，ABE −7.2mmol/L。考虑心功能不全及肺水肿有所控制，在 CSEA 下行子宫下段剖宫产术，手术顺利，术中分娩一活男婴，体重 1500g，转入儿科治疗，胎儿娩出后即刻给予腹部加压沙袋。术中生命体征平稳：术中血压波动在 (106~160)/(70~90) mmHg，心率波动在 66~115 次/分，血氧饱和度 100%，术中出血 100ml，尿量 100ml，术后患者无胸闷等不适，一般情况好：血压 106/70mmHg，心率 106 次/分，血氧饱和度 100%，腹部伤口敷料干燥，子宫收缩好，宫底脐平，阴道少量出血，转入 ICU 继续监护，抗感染等治疗。转入 ICU 后予以持续心电监护、鼻导管吸氧，予抗感染及对症补液支持治疗。予以缩宫素促宫缩及硫酸镁静点解痉治疗，监测患者脉氧饱和度及血气均提示氧合良好。术后第四天返产科病房，无自觉不适，血压控制平稳，体温正常，继续给予口服拉贝洛尔降压治疗，口服抗生素预防感染，术后恢复好，子宫复旧好，腹部切口愈合好，出院。

病例分析

患者 35 岁产妇，入院前 1 个月出现双下肢水肿，并逐渐加重。入院前 7 天出现胸闷、憋气，不能平卧。外院血压 160/100mmHg，尿蛋白（2＋），结合心脏彩超及相关试验室检查：子痫前期重度、妊娠期高血压疾病性心脏病、心功能不全（心功能Ⅳ级）、肺水肿，诊断明确，入院后积极控制病情对症治疗，心功能不全有所好转后终止妊娠，考虑围术期风险极高，行剖宫产术终止妊娠，术后转入 ICU 治疗，使患者安全度过围术期，避免病情的进一步加重和发展，母儿均预后良好，抢救成功。

妊娠期高血压疾病占总妊娠的 5%～7%，是全球范围内孕妇死亡的主要原因，全身各系统如中枢神经系统、肺脏、肝脏、肾脏、心脏均易受损，胎盘及胎儿也可同时受累。所谓肺水肿是指肺间质和肺泡间隙中液体异常积聚，导致肺顺应性及氧交换障碍，使动脉血氧过低、酸中毒、高碳酸血症甚至呼吸衰竭，是妊娠期高血压疾病严重的并发症之一，发生率为 3%，显著高于非高血压疾病患者，且以高龄孕妇及多产妇多见。妊娠期肺水肿总发生率约为 0.08%。

治疗主要为迅速纠正低氧状态、保护重要脏器的功能。无创正压通气疗效明显优于普通给氧治疗，但对于意识障碍、严重心律失常、反复呕吐或上消化道出血、气胸、血氧饱和度＜0.80及收缩压＜90mmHg的患者不宜使用。利尿治疗，既可减少回心血量，也可扩张肺静脉。但血容量不足者不宜使用，此外需密切监测血电解质。妊娠高血压疾病并发肺水肿的孕妇不论孕龄大小均应在发病24~48h内终止妊娠。首选硬膜外麻醉下剖宫产，因其氧耗低，且阻滞交感神经，扩张血管，减少回心血量，降低心脏负荷。加强对子痫前期孕产妇的管理，积极处理原发疾病，解痉降压。条件允许时行血流动力学监测。在血流动力学平稳的前提下，保持液体出入的负平衡和提高胶体渗透压是降低肺水肿的关键，在产后3天内，应严格控制液体入量，日输液量应＜1000ml，输液速度应＜100ml/h；对出现严重水肿、低蛋白血症患者，应补充白蛋白，最好与快速利尿剂合用。监测血气分析，PaO_2下降程度与病情危重程度直接相关，也是指导药物治疗和机械通气的重要依据。积极防治肺部感染，静脉用药时，仍须注意控制输液总量及输液速度。

🩺 病例点评

1. 本病例为高龄孕妇，未规律产检，重视具有发生高血压疾病高危因素的患者，应督促加强产检。

2. 充分评估母体、胎盘、胎儿，对于各个器官脏器的功能充分评估，制订个体化治疗方案和终止妊娠的时机。患者结合病史、查体、辅助检查考虑妊娠高血压疾病性心脏病，肺水肿，平衡出入量，控制心衰，给予促肺后终止妊娠。

3. 术前、术中、术后注意血压稳定，硫酸镁持续应用，预防子痫及产后出血，注意液体术中及术后的速度及总入量。

参考文献

1. Seror J，Lefevre G，Berkane N，et al. B – type natriuretic pep – tide measurement for earlydiagnosis of acute pulmonaryedema duringpregnancy. Acta Obstet Gynecol Scand，2014，93（12）：1317 – 1319.

2. 陈上求，黄佳明. 产科围术期子痫前期急性肺水肿的临床干预分析. 医学信息，2015，28：62.

（杨桦　王小菊　编写）

004. 重度子痫前期并发肝破裂一例

病历摘要

　　患者 33 岁，因"停经 36 $^{+6}$ 周，不规律下腹痛 6 小时。"入院。末次月经 2016 – 10 – 26，停经 30 + 天查尿 HCG 阳性。停经 10 $^{+}$ 周出现轻度恶心等早孕反应。孕早期 B 超提示胎儿大小符合孕周，核对孕周无误。我院建册，定期产检。孕 20 $^{+}$ 周自觉胎动活跃至今，孕期糖耐量检查正常。孕 17 $^{+}$ 周产检血压 141/84mmHg，后血压波动在 130 ~ 140/70 ~ 90mmHg，尿蛋白均阴性。孕中晚期无头晕、眼花及血压升高等不适。于停经 36 $^{+6}$ 周无明显诱因出现不规律下腹痛急诊入院。

　　入院查体：贫血貌，体温 36.6℃，脉搏 80 次/分，血压 102/62mmHg，一般情况好，心肺无异常。宫高：33cm，腹围 111cm，胎位：枕左前位，头位，可及不规律宫缩，有间歇，子宫放松好。

胎心：未及。入院后患者仍觉不规律下腹痛，并感头晕、乏力、气短。查体：脉搏 92 次/分，血压 109/70mmHg，一般情况好，贫血貌，胎心未及，可及不规律宫缩，有间歇，子宫放松可，宫底较前无明显升高，无阴道流水及流血。

入院后急查化验：血细胞分析：WBC 13.18×10^9/L，GR 11.89×10^9/L，GR% 90.2%，RBC 2.96×10^{12}/L，HGB 95g/L，HCT 28.9%，PLT 111×10^9/L。生化 P2＋P3（新）：GLU 8.45mmol/L，Ca 2.05mmol/L，TP 51.7g/L，ALB 24.0g/L，A/G 0.87，D－BIL 12.70μmol/L，ALT 281U/L，AST 392.2U/L，LDH 525U/L。DIC 初筛：AT－Ⅲ 55.9%，FDP 31.80mg/L，D－Dimer 13.00mg/L。血气：PCO$_2$ 25.50mmHg，PCO$_2$（t）25.50mmHg，tHb 8.90g/dl，MetHb 0.70%，Hct 26.30%，tO$_2$ 12.20ml/dl，HCO$_3^-$ 17.30mmol/L，SBC 19.80mmol/L，tCO$_2$ 18.10mmol/L，ABE －5.60mmol/L，SBE －6.70mmol/L，pH 7.450，PO$_2$ 105.60mmHg。BNP、TNT 正常。

急诊 B 超：头位，未见胎心搏动。胎盘：位于右前壁，Ⅱ级，厚约 3.3cm，与肌层界限尚清，腹腔内见大量液性暗区，最深处深 6.7cm。B 超引导下腹腔内穿刺抽出陈旧性积血 5ml。

入院后查 HGB 较前下降明显，查体可见患者贫血貌，考虑患者腹腔内出血可能，予行心电监护、开放静脉通路快速补液，预备红细胞悬液 6 单位，血浆 600ml。急诊行子宫下段剖宫产术＋开腹探查术。术中见大量腹腔积血，量约 2000ml，吸出积血后，逐层切开子宫浆膜层及子宫肌层，以左枕前位手托胎头娩出一死女婴，断脐后交台下，羊水清，量约 400ml，胎盘胎膜娩出顺利，胎盘未见剥离及积血。仔细探查子宫及双附件外观未见异常，表面无异常新生物及出血。探查腹腔，肝区周围大量血块，清除血块可见活动性出血。请肝胆外科医师台上会诊：可见肝脏呈明显脂肪肝样改变，肝脏体积明显增大、质地糟脆。肝脏右叶脏面、膈面大面积被膜破裂，并有大量血凝块聚集在肝脏表面。适当清理血凝块，可见肝实质多处活动性出血及被膜下血肿。未见明确占位性病变。考虑自发性肝破裂出血、脂肪肝。予行间断褥式缝合，但肝脏被膜质地糟脆，难以形成有效压迫。继续于肝被膜不完整处覆盖止血纱布和止血海绵、喷洒止血粉，并进一步使用共计七块沙垫于肝脏周围以便压迫止血。术中自体血回输900ml，输入同型浓缩红细胞8单位，同型血浆1200ml，凝血酶原复合物600单位，纤维蛋白原4g，氨甲环酸1g，腹腔游离血加术中出血共4000ml。患者手术极其困难，病情危重，术后患者带管转入 ICU 病房。

术后诊断：自发性肝破裂。脂肪肝。HELLP 综合征？胎死宫内。妊娠 36^{+6} 周。孕 1 产 1。手术分娩。枕左前位。死婴。先兆早产。慢性高血压病合并妊娠。妊娠合并子宫肌瘤。肥胖症。后查血红蛋白72g/L，血小板 35×10^9/L，生化示肝酶明显升高，胆红素轻度升高，以直接胆红素为主，白蛋白14g/L，血气示呼吸功能尚可，血钙低，予以对症补充10%葡萄糖酸钙，术后再次予同型红细胞悬液6U，同型冰冻血浆600ml，同型机采血小板1个治疗量输注，联系血库予以积极输血。予以对症保肝及补充人血白蛋白治疗，补充人凝血酶原复合物，纤维蛋白原治疗。血气示轻度代谢性酸中毒，pH 7.32，乳酸升高，末梢凉，尿量少，监测心率持续快，波动于120～140次/分，血压波动大，一度减停去甲肾上腺素，后监测血压间断下降，最低降至 SBP 50mmHg，乳酸明显升高，四肢末梢凉，考虑低血容量性休克，目前予积极补液并应用去甲肾上腺素维持血压，去甲肾上腺素剂量为 0.1μg/（kg·min）。继续监测病情变化，及时处理。术后患者生化示：钾（K）6.15mmol/L，心率 140 次/分，心电图无明显异常发现，即刻血气已提示高钾血症，考虑与患者代谢性酸中毒及输注大量库存血有关，予以静脉推注 50% 葡萄糖 60ml + 诺和灵 R 8IU，并推注葡萄糖酸钙支降血钾治疗，术后 7 日在全麻下取出腹腔内压迫纱垫，并于渗血处予氩气刀及止血粉、止血海绵止血，手术出血约 100ml，术后患者血压平稳，继续予抗感染及补充血容量治疗等，患者如期出院。

病例分析

患者青年女性，慢性高血压病史，胎死宫内，腹腔出血，经手术探查考虑为肝脏破裂，无外伤史，血小板下降，肝酶升高，考虑患者存在子痫前期，HELLP 综合征导致肝破裂（图3）。HELLP 综合征存在血小板减少，肝功能异常，肝破裂导致大量腹腔内出血，肝功能损伤亦影响凝血因子合成，导致患者出现严重出凝血功能紊乱。低血容量性休克、急性肾损伤、急性肺损伤、严重 DIC、多脏器功能衰竭。肝破裂治疗多采用肝脏部位填塞止血，术中及术后大量凝血物质纠正。患者肝破裂出血术后，血小板 35×10^9/L，Fbg 1.5g/dl，PT 延长 6s，FDP 轻度升高，存在 DIC，积极止血治疗、支持治疗；输注血小板，使血小板大于 80×10^9/L，输注纤维蛋白原，输注新鲜冰冻血浆及血酶原复合物改善凝血，谷胱甘肽 + 异甘草酸镁保肝治疗。

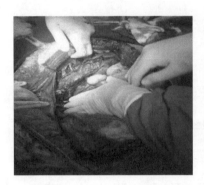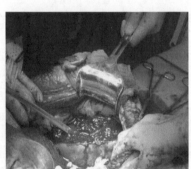

图 3　HELLP 综合征并发肝破裂

病例点评

1. 注意 HELLP 诊断的多样化，HELLP 的诊断：①血管内溶血：外周血涂片见破碎红细胞、球形红细胞；胆红素≥20.5μmol/L，即 1.2mg/dl；血红蛋白轻度下降；LDH 水平升高。②肝酶水平升高：ALT≥40U/L 或 AST≥70U/L。③血小板计数减少：血小板计数 < 100×10^9/L。但要注意孕期血小板计数下降趋势，对存在血小板计数下降趋势且 < 150×10^9/L 的孕妇应进行严密追查。对于重度子痫前期和部分性的 HELLP 综合征，注意动态实验室指标的监测非常重要。

2. HELLP 综合征，要根据孕妇状况整体评估，适时终止妊娠，只有当胎儿不成熟且母胎病情稳定的情况下方可在三级医疗机构进行期待治疗。HELLP 综合征孕妇可酌情放宽剖宫产指征。注意全面的母体状况整体评估和病因鉴别，给予合理的对症治疗和多学科管理，存在严重并发症时注意强化危重症管理。此患者发病危急，通过产科、外科、重症医学科、输血科、影像科的团队共同救治取得成功。

3. 加强教育，提高公众对妊娠期高血压相关疾病的认识；强化医务人员培训，注意识别子痫前期的高危因素；应在孕前、孕早期和对任何时期首诊的孕妇进行高危因素的筛查、评估和预防。子痫前期高危因素包括：年龄≥40 岁、体质指数（BMI）≥28kg/m²、子痫前期家族史（母亲或姐妹）、既往子痫前期病史，以及存在的内科病史或隐匿存在（潜在）的疾病（包括高血压病、肾脏疾病、糖尿病和自身免疫性疾病如系统性红斑狼疮、抗磷脂综合征等），该患者肥胖、慢性高血压，具有了痫前期的高危因素，在产检时尤为关注，增加产检次数，化验的全面，甚至多次动态血压的监测，以期望早期治疗。

4. 妊娠期高血压疾病可以突然发生病情恶化，一旦诊断重度子痫前期或者接近孕晚期更加应该重视，必要时收入院监测。

参考文献

1. Peitsdou A, Peitsidis P, Contis J. Spontaneous hepatic rupture during third trimester of pregnancy. Acta Chirurgica Belqica, 2008, 108 (4): 464 - 467.

2. 董丽霞，陈娜，侯懿，等. 妊娠期自发性肝破裂误诊为胎盘早剥1例. 中国实用妇科与产科杂志，2012（28）：479 - 481.

（杨桦　王小菊　编写）

005 重度子痫前期、产前 HELLP 综合征一例

病历摘要

患者 24 岁，主因"停经 34^{+2} 周，上腹胀痛 1 小时"入院。患者平素月经规律，5/28 天，量中，痛经（－），末次月经 2017－5－17，孕早期超声胎儿大小符合孕周，核对孕周无误。我院建册，定期产检。孕期尚平顺。患者妊娠 31^{+2} 周因血压升高至 140/90mmHg，尿蛋白（±），收入院评估病情，24 小时尿蛋白定量提示：1.36g/24h，诊断为子痫前期（轻度），同时予速碧林 0.4ml qd ih 抗凝治疗。妊娠 32 周出院，患者出院后未监测血压，未产检，自诉偶有舒张压升高至 100mmHg，未应用降压药物。入院当日 21 时患者无明显诱因自觉上腹痛，为持续性胀痛、绞痛，不伴有恶心、呕吐等症状，无头晕头痛、视物模糊等不适，急诊入院。

入院血压：194/140mmHg。辅助检查提示：PLT 32×10^9/L。ALT 127U/L，AST 151.0U/L，ALB 23.2g/L，Urea 8.32mmol/L，LDH 658U/L，AMY 56U/L。PT（A）136.30%，AT－Ⅲ 65.4%，FDP 12.40mg/L，D－Dimer 4.60mg/L。全血肌钙蛋白 T 定量测定、N－末端 B 型脑钠肽前体（2017－1－15）：均正常。内科 B 超：腹水，胰腺体积增大（不除外炎性改变），胆囊壁增厚。胎心监护 NST 反应欠佳。

入院诊断： 妊娠 34^{+3} 周，孕 2 产 0、枕左前位、子痫前期重度、HELLP 综合征、胎儿窘迫？胎儿生长受限？低蛋白血症。入院后给予解痉、降压等对症支持治疗，因"子痫前期重度，HELLP 综合征"急诊手术。术中腹腔见清亮腹水 1000ml，手术过程顺利，出血 200ml，尿量 100ml。术后给予对症支持治疗。术后第一天，AT - Ⅲ 47.8%，FDP 35.40mg/L，D - Dimer 12.80mg/L，TnT < 0.010ng/ml，NT - proBNP 299ng/L，ALB 19.2g/L，ALT 796U/L，AST 2015.6U/L，LDH 2463U/L，TnI 0.032ng/ml，HGB 129g/L，PLT 30×10^9/L，RET 0.1793×10^{12}/L。患者术后 9$^+$ 小时尿量共约 140ml，给予呋塞米利尿治疗无效，血钾明显升高（血 K 5.71mmol/L）。因肝功能、肌酐及尿素氮持续明显升高，转入 ICU 病房对症支持治疗，患者血压稳定在（110～130）/（80～100）mmHg，血色素基本稳定在 77g/L，ALT 35U/L，AST 35.7U/L，LDH 351U/L，肌酐 80.7μmol/L，尿素氮 8.57mmol/L，肝肾功能明显好转，辅助检查提示肝肾功能明显好转，血小板升至 69×10^9/L。患者术后 8 天如期出院，腹部伤口 Ⅰ 期愈合，辅助检查提示：血小板 181×10^9/L，肝肾功大致正常。

病例分析

急性肾损伤（acute kidney injury，AKI）是目前临床上较为常见的一组综合征，而妊娠相关性急性肾损伤（PR - AKI）包括产后或妊娠期间发生的所有肾功能下降表现，其严重程度多变，可表现为轻微的肾功能改变（血肌酐升高），也可表现为需要肾脏替代治疗（RRT，如透析）的肾功能衰竭。一些严重的妊娠相关性疾病，如先兆子痫、微血管性病变都可引起 AKI，急性肾损伤是少数妊娠妇女及产后妇女治疗困难的一个重要因素。

　　妊娠期泌尿系统会发生一些重大的变化，首先，其中最重要的是由于抗利尿激素增多及肾素－血管紧张素－醛固酮（RAA）介导的钠排出减少，使得妊娠期血容量增加。血管内皮细胞对 RAA 系统血管收缩因子的抵抗，以及一氧化氮及松弛素介导的血管舒张，使得肾小球血流量增加，肾脏集合系统平滑肌舒张而出现生理性肾盂积水及输尿管积水。其次，由于妊娠期心排出量增加导致肾血浆流量及肾小球滤过率增加，血肌酐值下降，妊娠晚期 GFR 可增加 30%~50%。同时，尿酸排出量减少，血浆渗透压约下降 10mOsm/L，血浆钠浓度约下降 5mEq/L。最后，血孕酮水平增高使得妊娠妇女分钟通气量增加，常可导致妊娠晚期的呼吸性碱中毒。肾脏通过增加碳酸氢盐的排泄，从而代偿机体碱中毒。因此，非妊娠患者 AKI 诊断标准可能并不适用于妊娠患者，在妊娠妇女 AKI 的诊断、治疗及护理方面，必须同时考虑到妊娠期肾脏功能的变化。2012 年改善全球肾脏病预后（Kidey Disease：Improving Global Ourcomes，KDIGO）组织关于 AKI 临床实践指南指出：48 小时内血清肌酐升高绝对值≥26.5μmol/L（0.3mg/dl）；或较基础值升高≥50%（增至 1.5 倍）；或尿量小于 0.5ml/（kg·h），超过 6 小时即考虑为 AKI。虽然此诊断标准被其他同行认可，但由于缺少循证指南支持妊娠妇女 AKI 诊断与非妊娠患者诊断具有一致性，该诊断标准仍不精确。

　　引起妊娠期 AKI 的病因多样，除外孕妇存在潜在肾脏病的情况下，在妊娠中晚期及产后，则可能由先兆子痫、胎盘早剥、产后出血引起的失血性贫血等因素引起 AKI。值得注意的是，妊娠相关性疾病引起 AKI 的机制复杂多变，因此解释 AKI 病因十分困难。可以说 AKI 是多个病因所致的疾病。先兆子痫可引起血流动力学变化从而导致患者血容量不足，进一步可能引起弥散性血管内溶血介导的肾脏实质损伤。但先兆子痫通常不会引起需透析的 AKI，HELLP 综合征患者可有 7% 的 AKI 危险性。

及时诊断治疗，纠正血容量不足是预防 AKI 的关键。AKI 治疗的关键在于恢复尿量、预防继发性肾损伤及恢复肾灌注。总的来说，若能选择适合的透析强度及谨慎的血容量值，早期透析可获得较好的预后。其他治疗方式——纠正血容量、预防血栓形成等治疗方法，妊娠患者与非妊娠患者相同。血清钾及磷酸盐均需控制达正常，口服醋酸钙制剂及司维拉姆可降低磷酸盐水平。

AKI 对胎儿的影响，很大程度上取决于潜在的病因，分娩是否利于疾病恢复也主要取决于潜在的病因，如子痫前期重度的患者计划分娩及治疗可改善患者的肾功能。妊娠 AKI 患者的治疗具有多面性及挑战性，这是由疾病本身决定的，也是由胎儿及妊娠治疗的复杂性决定的，需要多学科的合作。

本例患者 HELLP 综合征合并急性肾损伤，剖宫产术后很快出现少尿、高钾、肌酐升高等 AKI 表现，及时做出诊断，经多科通力合作，积极纠正，预后良好。

病例点评

HELLP 综合征是子痫前期重度累及多系统的一种疾病形式，并可自此发展为肾功能不全、DIC 等严重并发症。妊娠高血压综合征可以进展到这样严重的地步，说明从产前检查、产科产时处理、分娩方式选择，到产后监护密切观察，须臾不可放松警惕，才能真正意义上降低孕产妇死亡率。面对出现严重并发症的产科患者，产科应与内科及 ICU 等多学科合作，积极救治。

参考文献

1. Acharya A, Santos J, Linde B, et al. Acutekidey injury in pregnancy current status. Adv Chronic Kidney Dis, 2013, 20 (3)：215 – 222.

2. Fakhouri F, Vercel C, Fremeaux Bacchi V. Obstetric nepHrology：AKI and thrombotic microangiopathies in pregnancy. Clin J Am Soc NepHrol, 2012, 7 (12)：2100 – 2106.

3. 李英. 妊娠期急性肾损伤的处理策略. 中华肾病研究电子杂志, 2013, 2 (6)：283 – 287.

4. Podymow T, August P, Akbari A. Management of renal disease in pregnancy. Obstet Gynecol Clin North Am, 2010, 37 (2)：195 – 210.

（唐学磊　刘娜　编写）

006　重度子痫前期、 产后 HELLP 综合征一例

病历摘要

　　患者 35 岁，因"停经 36^{+4} 周，血压升高 2 月余，头晕 11 天"入院。平素月经规律，末次月经 2017 – 6 – 15。停经 30 （＋） 天查

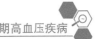

尿 HCG 阳性，核对预产期大致准确。当地医院建档。孕期平顺。患者孕前血压正常，孕 26 周产检时血压 135/95mmHg，复测血压 130/80mmHg，尿蛋白阴性。孕 26～34 周产检时血压波动于 (108～153)/(70～102)mmHg，自测血压最高 168/102mmHg，尿蛋白阴性。近 11 天患者自觉头晕，无眼花、心慌等不适，入院当天孕检血压 150/100mmHg，复测血压 140/100mmHg，尿蛋白 1 + 考虑子痫前期轻度收入房山中医院。入院后予以地塞米松促进胎肺成熟，静点硫酸镁解痉治疗，盐酸拉贝洛尔 200mg q8h 降压治疗，地西泮 5mg 睡前口服。入院后血小板持续下降 [(155～84)×10^9/L]，血压控制在 (140～150)/(90～100)mmHg，尿蛋白 (1 +)，24 小时尿蛋白定量 0.616g/24h。因考虑 HELLP 综合征? 转入我院。

　　入院诊断：妊娠 36^{+4} 周，孕 2 产 1 头位，子痫前期重度，HELLP 综合征? 妊娠合并贫血（轻度）。入院后完善入院相关检查，血常规提示血小板轻度下降，肝功、肾功大致正常，考虑子痫前期重度，部分性 HELLP 综合征? 行子宫下段剖宫产术，手术顺利，术后予静点预防感染治疗，并予硫酸镁解痉治疗。术后第一天起患者血小板进行性下降至 35×10^9/L，伴肝肾功能异常，血 LDH 及胆红素异常升高。患者剖宫产术后，存在溶血性贫血、血小板减低伴肝功能不全，符合 HELLP 综合征的三联征表现，考虑该诊断成立。予患者血浆置换治疗，待患者血小板恢复至接近正常范围停止血浆置换治疗；同时继续激素、保肝治疗，视血色素变化情况间断给予输血治疗。产后 15 天患者血小板回升至 112×10^9/L，肝肾功能大致正常，转回产科病房。

　　产后 16 天出院。出院诊断：子痫前期（重度），HELLP 综合征，早产，妊娠期贫血（轻度）妊娠合并胆囊结石，妊娠 36^{+5} 周，孕2产2，手术分娩，枕左前位，活婴，早产儿。

病例分析

HELLP综合征以溶血、肝酶升高和血小板减少为特点，是妊娠期高血压疾病的严重并发症。可分为完全性和部分性。本病多发生在产前，发生在产后者约占31%。其临床症状不典型，表现多样化，主要临床表现为：不适感（90%），右上腹部疼痛（65%），恶心、呕吐（36%），头痛（31%），视觉异常（10%），出血（9%）及黄疸（5%）等。若发生在产后且合并多器官功能障碍综合征（multiple organ dysfunction syndrome，MODS），临床症状更重，危险性更大。其可导致孕产妇各种并发症的发病风险增加，包括脑血管并发症、产后出血、肺水肿、体腔积液、视网膜脱离、肝包膜血肿/破裂、急性肾功能衰竭、肝衰竭、弥散性血管内凝血（DIC）、胎盘早剥和脓毒症，导致剖宫产和死亡率明显升高。MODS及DIC是HELLP综合征最主要的死亡原因。

HELLP综合征临床上多与妊娠合并血栓性血小板减少性紫癜（thrombotic thrombocytopenic purpura，TTP）难以鉴别。TTP是一组临床表现为微血管性溶血性贫血和多器官损伤的临床综合征。HELLP综合征和TTP均是妊娠的严重并发症，严重威胁母婴生命。两者临床表现均存在溶血、血小板减少和肾功能衰竭，实验室检查也极为相似，其鉴别主要依靠临床表现和实验室检查。HELLP综合征多继发于重度子痫前期，多数存在血压升高，主要损伤肝脏，临床表现多以腹部疼痛、恶心、呕吐、全身不适等不典型症状为主，胆红素重度升高者可出现黄疸，实验室检查主要表现为血管内溶血、肝酶升高、血小板减少，重度 HELLP 综合征并发 MODS 者可出现多器官受累的表现。妊娠合并 TTP 常见于妊娠后期，为发热、出血或紫癜伴血小板减少症、微血管性溶血性贫血、起伏性神经征象及肾功能不全五联征，典型临床表现首先见于神经系统，且其严重程度常决定本病的预后。神经系统症状特点为症状变化不定，初期为一过性，50% 可改善，但会反复发作。患者多有不同程度的意识紊乱，30% 有头痛和（或）失语、说话不清、眩晕、惊厥、痉挛、感觉异常、视力障碍、知觉障碍、定向障碍、精神错乱、谵妄、嗜睡、昏迷、脑神经麻痹。45% 有轻瘫，有时有偏瘫，可于数小时内恢复。

血浆置换术作为血液净化的一种新技术，在临床应用越来越广泛，而且研究表明 HELLP 综合征患者应用血浆置换术后，PLT 增加，LDH 水平降低，可有效改善产后 HELLP 综合征患者的症状。这是因为血浆置换可以去除一些血浆中的成分，如抗体、免疫复合物、内源性和外源性毒素，以及替换某些血浆蛋白和凝血因子，减少这些物质对患者的危害；同时通过补充某些血浆因子，起到减少血小板的聚集和降低血液黏度的作用，并促进血管内皮的恢复，使病情得到进一步的缓解，减少各种因素对脏器的损伤，最终使患者的心、肝、肾等功能逐步恢复正常。

HELLP 综合征是妊娠期高血压疾病的严重并发症，继发于严重子痫前期，有效地预防子痫前期的发生，将对 HELLP 综合征的发生起到有效地预防作用。小剂量阿司匹林可以抑制血小板及内皮细胞中环氧化酶 -1（COX -1）的活性，而内皮细胞具有蛋白质生物合成能力，可合成 COX -1，使得 TXA2 合成受抑制，而 PGI2 合成无明显影响，从而维持适宜 PGI2/TXA2 比值，从而达到预防子痫前期的目的。当然，溃疡病、服用阿司匹林胃肠道反应重、有出血风险者，不建议预防性应用阿司匹林。但该方案尚缺乏大规模临床研究加以验证推广。

本例患者足月剖宫产后血小板持续下降，肝酶持续性升高，血红蛋白持续性降低，符合完全性 HELLP 综合征的表现，并迅速发展至肝功能不全。但其入院后检查直接、间接胆红素均升高，以直接胆红素为主，其直接及间接胆红素升高程度掩盖了溶血对胆红素水平的影响。因此，在对该类患者进行诊断及治疗的过程中，要综合考虑多方面因素，避免因为被掩盖而改变诊断方向和延误治疗时机。

病例点评

HELLP 综合征 2/3 在产前发病，1/3 在产后发病，在溶血、肝酶升高、血小板减少三征中，溶血常常最后才表现出来，而血小板减少多出现在产时及产后 48 小时内，肝酶的下降规律与此相似，即血小板最低时肝酶最高。因此，在诊疗过程中需要及时不断地、动态地监测相关实验室指标，特别是产时产后 48 小时内的监测。HELLP 发病率虽不高，但母儿围生期病死率高，也是严重的孕产妇并发症，甚至有时出现在血压变化不大的情况下，临床常易疏漏，产科医师需根据该病的临床及实验室检查特点及时做出判断并积极纠正肝功能和凝血功能异常，一经诊断应尽快终止妊娠。

参考文献

1. 中华医学会妇产科学分会妊娠期高血压疾病学组．妊娠期高血压疾病诊治指南（2015）．中华妇产科杂志，2015，50（10）：721－728．

2. 郑瑞丹．HELLP 综合征的临床诊治．中国临床医生杂志，2015，43（2）：6－10．

3. Mao M，Chen C. Corticosteroid Thempy for Management of Hemolvsis, Elevated "ver Enzvmes and Low Platelet Count（HEuJ）Syndrome：A Meta—Analysis. Med Sci Monit，2015，3（21）：3777－3783．

4. Rolnik D L，Wright D，Poon L C，et al. Aspirin versus Placebo in Pregnancies at High Risk for Preterm Preeclampsia. N Engl J Med，2017，377（7）：613－622．

5. Lefevre M L. Low－dose aspirin use for the prevention of morbidity and mortality from preeclampsia：u. s. Preventive services task force recommendation statement. Annals of Internal Medicine，2014，161（11）：819－826．

（唐学磊　刘娜　编写）

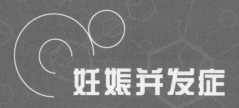

妊娠并发症

007　妊娠期肝内胆汁淤积症一例

病历摘要

　　患者41岁，因"双胎妊娠停经34⁺周，后背瘙痒2周，发现肝功能异常半天"入院。患者于2015－4－10外院行胚胎移植术，2枚胚胎均成活。我院建册产检。孕期平顺，孕25⁺周OGTT 4.87－11.05－6.52mmol/L，诊断妊娠期糖尿病，饮食运动控制血糖诊断妊娠期糖尿病，饮食运动控制血糖满意。孕中晚期无头晕眼花、血压升高史。妊娠32周起无诱因出现后背部的皮肤瘙痒，未予重视，未就诊。

入院当日产检血压达 140/90mmHg，辅助检查提示：血总胆汁酸 43.6μmol/L，总胆红素 22.48μmol/L，直接胆红素 10.12μmol/L，ALT 286U/L，尿 PRO（±），血常规提示 PLT 85×10^9/L。诊断妊娠期肝内胆汁淤积综合征（重度），HELLP 综合征？收入院。

入院诊断：妊娠 34^{+4} 周，孕 3 产 0，枕左前位/骶左前位，双胎妊娠（双绒双羊），妊娠期肝内胆汁淤积综合征（重度），HELLP 综合征？妊娠期糖尿病，高龄初产，不良孕史，IVF–ET 术后，腹腔镜下双侧巧囊核出术后。入院后完善各项检查，考虑妊娠期肝内胆汁淤积综合征（重度），HELLP 综合征诊断成立。胎心监护提示胎心基线正常，中度变异，NST 反应型，未见胎心减速，备血后急诊行子宫下段剖宫产术，分娩两活婴，术中见羊水 Ⅰ 度污染，量约 800ml。手术顺利。术中出血共 1000ml。术后给予静脉保肝治疗等，术后第一天患者胆汁酸降至正常，肝功能较术前无明显变化，血常规提示血小板降至 70×10^9/L。术后第三天起肝功能逐渐好转，术后 7 天如期出院。出院当日辅助检查提示：ALT 207U/L；AST 81.0U/L；ALP 184U/L；TP 50.0g/L；ALB 27.7g/L；PLT 97×10^9/L；嘱其继续口服保肝药物，肝病门诊随诊。

病例分析

妊娠期肝内胆汁淤积症（intrahepatic cholestasis of pregnancy，ICP）是妊娠中晚期特有的并发症，ICP 发病率为 0.8% ~ 12.0%，有明显地域和种族差异。临床上以皮肤瘙痒和胆汁酸升高为特征，主要危害胎儿，使围生儿发病率和死亡率增高。该病对妊娠最大的危害是发生难以预测的胎儿突然死亡，该风险与病情程度相关。80% 的患者症状出现于 30 孕周之后，少数患者症状出现于 25 孕周之前，瘙痒多在产后数天消退，多数患者瘙痒症状在产后 2 天内即消失，而黄疸一般消失较慢，但也多在数天内消失，个别患者在分娩后 1 个月才消失，但实验室检查结果完全恢复正常需在产后 4 ~ 6 周。

HELLP 综合征以溶血、肝酶升高和血小板减少为特点，是妊娠期高血压疾病的严重并发症。多数发生在产前。可分为完全性和部分性。其临床表现多样，典型的临床表现为乏力、右上腹疼痛及恶心呕吐，体重骤增，脉压增宽，但少数患者高血压、蛋白尿临床表现不典型。可出现母儿严重并发症：孕妇可发生子痫、胎盘早期剥离、DIC、肾衰竭、急性肺水肿、严重的腹水、脑水肿、视网膜脱离、伤口血肿感染甚至败血症等；胎儿可发生缺氧、早产、胎儿生长受限，甚至围产儿死亡。病情进展迅速，积极终止妊娠多可有效改善预后。

ICP 及 HELLP 的发病机制目前均不十分清楚。ICP 患者外周血免疫球蛋白降低、淋巴细胞亚群变化，CD4/CD8 比值增高，血清单核—巨噬细胞标志物新蝶呤和淋巴细胞活性指标 sIL – 2R 显著增高，抗心磷脂抗体增高，出现抗核抗体、抗线粒体抗体和抗平滑肌抗体等多种自身抗体，母胎混合淋巴细胞反应性降低；这些研究结果显示了 ICP 具有与妊娠期高血压疾病相同或类似的免疫学变化。两种疾病恶性结果的叠加导致这样的患者妊娠结局较差。近年来研究发现 ICP 患者中妊高征的发生率显著增高，且 ICP 合并妊娠期高血压疾病组的围生儿死亡率明显升高。作为妊娠期高血压疾病的严重形式，ICP 合并 HELLP 综合征病例罕见报道。

虽然目前大部分学者认为妊娠期高血压疾病和妊娠期肝内胆汁

淤积症是两种相互独立的并发症，但是当妊娠期高血压疾病和妊娠期肝内胆汁淤积症共存时，加剧了孕妇肝功能的损伤，增加了产后出血、新生儿患病率及围产儿死亡率。因此，在孕期对已发展到ICP的患者尤其应该警惕子痫前期这一并发症的发生，做到早发现、早治疗，从而降低围产儿的死亡率。对于ICP同时并发妊娠期高血压疾病者，应更积极地处理，包括加强对胎儿的监护，促胎肺成熟，对症保肝治疗，以及适时终止妊娠。

治疗ICP的目的是缓解因胆盐潴留于皮肤深层而刺激皮肤感觉神经末梢引起的全身瘙痒症状；恢复正常的肝功能；降低血中胆酸的浓度，从而降低因高胆酸血症所致的胎儿宫内窘迫及死胎发生率、改善产科的结局。故所选的药物应该对母、婴均无不良影响。

1. 临床上多以对症与保肝治疗为主。

（1）S - 腺苷基 L - 蛋氨酸（S - Adenosyl - L - Methionine，SAMe）：商品名思美泰，是效果良好的新型抗胆汁淤积药物。一般每天800mg，静脉注射，14 ~ 20 天为 1 个疗程。多数患者的症状及肝功能均可以明显好转，该药对孕妇及胎儿的不良反应尚未见报道。

（2）地塞米松：每天 12mg 口服，连用 7 天，后 3 天逐渐减量而停药。

（3）熊去氧胆酸（简称 UDCA）：每天 1g，分 3 次口服，连用20 天，但是停药后可复发。

2. 产科处理对ICP患者，应该列入高危妊娠的管理进行系统监护，加强产前宣教，对中、重度患者应该提前入院，积极治疗直到分娩，并及时终止妊娠，入院后可以给予以下治疗：

（1）氧气吸入 2 次/天，左侧卧位，每天按时计数胎动。每周测宫高，腹围，体重以检测胎儿在宫内生长发育情况。

（2）每周进行胎盘功能测定（如检测 24h 尿 E3，血 HCG，E3

等了解胎盘功能）；胎儿生物物理相评分；B 型超声监测胎儿双顶径、胎盘成熟情况及羊水情况；超声检查胎儿血流动力学的改变；可以用无负荷试验（NST）监测胎儿宫内状况，孕 35 周以前每周一次，孕 35 周以后每日 1～2 次；临产后密切注意胎心率及羊水的变化。

（3）终止妊娠：对 ICP 孕妇适时终止妊娠是降低围生儿发病率的重要措施。

①时机：当孕周≥35 周时估计胎儿体重≥2500g 时，可以考虑终止妊娠。如果有胎盘功能减退，或者胎动忽然减少，生物物理相评分减少 NST 为无反应型时，则需要及时终止妊娠。如果孕周＜35 周，终止妊娠前给予地塞米松促胎肺成熟。对前次妊娠因 ICP 致胎儿或新生儿死亡者，当妊娠达 35 周即可考虑终止妊娠。

②方式：A. 病情轻胎盘功能良好，可以选择引产。B. 下列情况应行剖宫产：a. 既往有早产，死产及复发性 ICP 者；b. 病程长，胆酸及胆红素高或者合并妊娠高血压综合征等产科合并症；c. 羊水过少者。

（4）预防产后出血：补充维生素 K，产后加强子宫收缩，以减少产后出血。

病例点评

目前随着研究的深入，对 ICP 的认识强调很多，ICP 除了早产、胎儿窘迫和产后出血等并发症以外，还有另外一些产科合并症：①ICP 合并妊娠期高血压疾病；②ICP 合并多胎妊娠。但是 ICP 合并 HELLP 综合征病例罕见报道，因此在临床工作中需加强孕期管理，不仅注意症状变化，更要详细询问病史。上述病例患者本属高

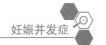

危妊娠，妊娠32周出现瘙痒症状，提示发生肝内胆汁淤积综合征可能，但患者未就诊，致2周后才明确诊断，其实患者已并发HELLP综合征，病情危重。所幸处理及时，最终妊娠结局良好。提示产科对高危患者，应该列入分级管理系统，加强产前宣教，提高对ICP疾病及其并发症、合并症的认识，避免误诊误治，达到满意的妊娠结局。

参考文献

1. 中华医学会妇产科学会分会产科学组. 妊娠期肝内胆汁淤积症诊疗指南（第1版）. 中华妇产科杂志，2011，46（5）：391-395.

2. Ohashi Y, Ibrahim H, Furtado L, et al. Non - invasive hemodynamic assessment of non - pregnant healthy pregnant and preeclamptic women using bio - reactance. Rev Bras Anestesiol, 2010, 60（6）：603-613.

3. Zhou F, He M M, Liu Z F, et al. Expression of corticotropHin - releasing hormone and its receptor in patients with intrahepatic cholestasis of pregnancy. Placenta, 2013, 34（5）：401-406.

（唐学磊　刘娜　编写）

008　妊娠期急性脂肪肝一例

病历摘要

患者38岁，平素月经规律，5天/30天，末次月经2014-5-5，核实孕周无误。B超提示双胎，均符合孕周大小，未见明显畸形。孕期未行产前诊断，妊娠 20 周本院产检 BP 140/90mmHg，尿蛋白（－），妊娠 28 周产检 BP 150/100mmHg，尿蛋白阴性，予拉贝洛尔 100mg bid 口服，孕 24 周 OGTT 5.5－11.98－6.43mmol/L，诊断妊娠期糖尿病，饮食运动控制血糖良好。患者早孕期 ALT 升高，最高 169U/L，孕 28 周起口服易善复 2#tid，妊娠 33 周谷丙转氨酶再次升至 112U/L，患者无头晕头痛及视物不清，无全身瘙痒等不适，自觉胎动好，妊娠 34 周收入院。

入院诊断： 妊娠 34^{+1} 周，孕 1 产 0，双头位，双胎妊娠，妊娠期高血压，妊娠期糖尿病，肝功能异常。

入院第 2 天患者自觉上肢及躯干部瘙痒，精神略萎靡。

查体： BP 136/88mmHg，P 74 次/分，一般情况好，皮肤无黄疸、皮疹等。心肺听诊未及异常。腹部未及宫缩，胎心 140 次/分、136 次/分。无阴道流血流水等。复查化验回报：血胆汁酸 24.1μmol/L，血糖 3.12mmol/L，ALT 143U/L，AST 104U/L，T－BIL 18.6μmol/L，D－BIL 18.05μmol/L，LDH 387U/L。DIC 初筛：D－Dimer 5mg/L；Fbg 5.89g/L，血氨 65μmol/L。尿胆红素阴性。

考虑妊娠期急性脂肪肝，妊娠期肝内胆汁淤积综合征，病情进展迅速，宜尽快终止妊娠。联系新生儿科，术前备红细胞悬液 8 单位及血浆 400ml，急诊行剖宫产术。手术顺利，新生儿体重 1850g/2400g，新生儿评分好。术后口服拉贝洛尔降压治疗，易善复保肝治疗，熊去氧胆酸降胆汁酸，并予静点抗生素抗感染治疗。术后 3 天出现双侧胸腔少量积液，术后 6 天病情稳定出院。门诊随访肝功能、胆汁酸恢复正常。

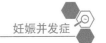

病例分析

妊娠期急性脂肪肝（AFLP）是以孕妇肝功能衰竭为特点的产科急症，发病率低，为 1/20000 ~ 1/7000。高危因素包括：①胎儿长链 3 - 羟酰基辅酶 A 脱氢酶缺乏；②既往 AFLP 病史；③多胎妊娠；④子痫前期或溶血、转氨酶升高、血小板减少；⑤男性胎儿；⑥孕妇低体重指数（BMI < 20kg/m²）。大约 20% 的 AFLP 与胎儿长链 3 - 羟酰基辅酶 A 脱氢酶缺乏相关（long - chain 3 - hydroxyacyl CoA dehydrogenase，LCHAD）。AFLP 多发生在妊娠晚期：妊娠 30 ~ 38 周，也有妊娠 22 周及产后 4 天发病的报告。早期 AFLP 症状不典型。诊断 AFLP 可参考 The Swansea 标准：①呕吐；②腹痛；③烦渴/多尿；④脑病；⑤胆红素升高（> 0.8mg/dl 或 > 14mmol/L）；⑥低血糖（< 72mg/dl 或 < 4mmol/L）；⑦白细胞增多症（> 11000 cells/ml）；⑧转氨酶升高（AST 或 ALT > 42IU/L）；⑨血氨升高；⑩尿酸升高（> 5.7mg/dl 或 > 340mmol/L）；⑪急性肾损伤，或肌酐（> 1.7mg/dl 或 > 150mmol/L）；凝血功能异常；⑫肝脏活检呈小泡性脂肪变性。除外其他肝病的诊断，具备 6 个以上上述症状，可考虑 AFLP。肝穿刺活检只用于诊断存在疑问而又危及母儿生命的情况下才考虑使用。AFLP 需要与以下疾病鉴别：①妊娠相关的肝脏疾病：妊娠剧吐、妊娠期肝内胆汁淤积综合征。高血压相关的肝病（子痫前期、HELLP 综合征、肝被膜下血肿）。②非妊娠相关肝病：病毒性肝炎、肝硬化和门脉高压、肝移植术后、自身免疫性肝病、布加综合征、药物性肝损伤。对于 AFLP 患者治疗包括：①无论孕周尽快分娩。如母胎病情尚稳定，阴道分娩可在 24 小时内完成，可考虑阴道分娩，如母胎病情失代偿，阴道分娩不可能在

24 小时内完成，可考虑剖宫产。②支持母体病情稳定及恢复肝脏功能。

产前的管理包括：①评估多脏器功能衰竭和肝功能异常的严重性。监测实验室指标：血常规、生化检查（转氨酶、胆红素、肌酐、尿素氮、电解质、血糖等）、血氨、DIC（凝血酶原时间、部分凝血酶原时间、纤维蛋白原）、淀粉酶、脂肪酶。②重症监护室支持治疗。监测生命体征、保持出入量平衡避免肺水肿、凝血功能异常时应避免侵袭性血流动力学监测。评估患者肝性脑病的风险，如有急性呼吸窘迫综合征需机械通气治疗。③监测和治疗低血糖。如果初始血糖正常，每 6 ~ 8 小时监测一次血糖。如果血糖呈下降趋势，每小时监测血糖直至肝功能恢复。持续静脉滴注 10% 葡萄糖以维持血糖水平在 3.6mmol/L 以上。④监测和治疗凝血功能异常。一般每 4 ~ 6 小时监测凝血功能（血小板计数、INR、部分凝血酶原时间、纤维蛋白原水平）。如果怀疑凝血功能迅速恶化，缩短检查时间，如果患者病情好转延长检查时间。如确诊凝血功能异常，启动凝血功能异常抢救程序。⑤胎儿检测：持续胎心监护，如胎心监护异常急诊剖宫产。⑥硫酸镁的应用：孕周小于 32 周者，分娩前使用硫酸镁可减少新生儿脑瘫及运动功能障碍的风险。

产后的管理包括：早期诊断、尽快终止妊娠、重症监护的高级生命支持是改善 AFLP 预后的重要因素。多数 AFLP 患者产后 7 ~ 10 天恢复肝功能。产后 2 天肝功能和凝血功能开始改善。少部分患者，在产后的最初几天短暂的发生肝功能、肾功能、凝血功能恶化，随后明显的改善。每 6 小时检查肝脏生化检查、肌酐、凝血功能检查。一些患者多脏器功能衰竭持续的时间较长，需要在重症监护病房支持治疗：如肝性脑病者行机械通气、肾衰者行透析治疗、胰腺炎者行营养支持、溶血或产后出血者输血治疗。有肝移植用于

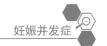
治疗 AFLP 导致的急性肝衰竭的报道，但肝移植不需用于早期诊断和及时分娩的病例。人工肝治疗可用于重症 AFLP 产后治疗。AFLP 发病罕见，多数研究未追踪产后远期病情，故而远期预后不详。有限的资料未见肝病后遗症。AFLP 增加围产期死亡率和发病率风险。胎儿和新生儿死亡主要继发于母亲代谢失调和早产。母亲酸中毒可导致胎儿窘迫。即使 LCHAD 缺乏变异阴性，在此妊娠也可再发 AFLP，但确切的发病风险不详。

📋 病例点评

本例患者伴有多胎及妊娠期高血压，为 AFLP 的高危人群。患者在孕晚期出现皮肤瘙痒及精神萎靡，检查发现肝功能轻度升高，胆红素升高、低血糖及高血氨等异常，符合 AFLP 的表现，故重视孕妇的高危因素，结合化验检查早期诊断。AFLP 是胎源性疾病，妊娠终止前病情无法缓解，尽快终止妊娠是改善母儿预后的关键。术后给予支持治疗，积极预防感染、产后出血，患者结局良好。

参考文献

1. Nelson D B, Yost N P, Cunningham F G. Acute fatty liver of pregnancy：clinical outcomes and expected duration of recovery. Am J Obstet Gynecol, 2013, 209：456.

2. Tran T T, Ahn J, Reau N S. ACG Clinical Guideline：Liver Disease and Pregnancy. Am J Gastroenterol, 2016, 111：176.

3. Sathish Kumar Natarajan, Jamal A. Ibdah. Role of 3 - Hydroxy Fatty Acid - Induced Hepatic Lipotoxicity in Acute Fatty Liver of Pregnancy. Int J Mol Sci, 2018, 19 (1)：322.

4. Westbrook R H, Dusheiko G, Williamson C. Pregnancy and liver disease. J Hepatol

2016，64：933.

5. Liu J, Ghaziani T T, Wolf J L. Acute Fatty Liver Disease of Pregnancy：Updates in Pathogenesis, Diagnosis, and Management. Am J Gastroenterol, 2017, 112：838.

6. Westbrook R H, Yeoman A D, Joshi D, et al. Outcomes of severe pregnancy – related liver disease：refining the role of transplantation. Am J Transplant, 2010, 10：2520.

7. Wu Z, Huang P, Gong Y, et al. Treating acute fatty liver of pregnancy with artificial liver support therapy：Systematic review. Medicine, 2018；97（38）：12473.

8. Xiong H F, Liu J Y, Guo L M, et al. Acute fatty liver of pregnancy：over six months follow – up study of twenty – five patients. World J Gastroenterol, 2015, 21：1927.

（杨桦　金华　编写）

妊娠合并心脏病

009 妊娠合并肺动脉高压两例

病历摘要

病例一

患者 31 岁，因"停经 32^{+5} 周，产检提示血压升高 1 天"于 2016 - 12 - 13 入院。核对孕周无误，孕早期 B 超提示双胎妊娠，单绒双羊。我院建册，定期产检。孕 12^+ 周 B 超提示胎 1NT 0.11cm、胎 2NT 0.19cm。停经 18^+ 周无创 DNA 检查低风险，孕 24^+ 周筛畸 B 超未见异常，未行胎儿超声心动检查，孕 25^+ 周 OGTT 4.49 -

9.93 - 7.78 mmol/L（正常）。患者妊娠 32^{+5} 周，产检血压 156/90mmHg，休息后复测 152/72mmhg，尿蛋白阴性，收入院。

既往史： 2011 年因急性阑尾炎在中日友好医院行开腹阑尾切除术。

入院查体： 体温 36.5℃，脉搏 80 次/分，血压 125/78mmHg，心肺未及异常，宫高 40cm，腹围 109cm。

入院诊断： 妊娠 32^{+5} 周，孕 1 产 0，双胎妊娠（单绒双羊），头位/头位，妊娠期高血压，妊娠期贫血，开腹阑尾切除术后，双侧卵巢增大。

入院后完善相关化验检查： 血细胞分析：HGB 106g/L，WBC 8.40 × 10^9/L，PLT 206 × 10^9/L。生化，DIC 结果大致正常。BNP 643ng/L。TNT 正常。尿常规：蛋白质（PRO）阴性（－），酮体（KET）+ 1.5mmol/L。尿蛋白 4 项：微量白蛋白（AlbU）3.90mg/dl，转铁蛋白（TrfU）0.64mg/dl，免疫球蛋白 IgG（IgGU）1.40mg/dl，α1 - 微球蛋白（α1 - MU）1.17mg/dl。尿蛋白定量：24h 尿蛋白定量 0.23g。

超声心动图检查（2016 - 12 - 13）。左房内径增大，余房室内径正常，左室射血分数正常（射血分数为 0.63）。各瓣膜无异常，室壁不厚，室壁运动协调。肺动脉内径正常。B 超：右侧胎儿 1 头位 BPD 8.5cm，羊水深度 4.2cm，S/D 2.6，胎盘右侧及右后壁，Ⅰ 级，胎儿颈部可见 "U" 形压迹，孕周 32^{+4} 周，预测胎儿体重 1727 + 252g；左侧胎儿 2 头位 BPD 8.5cm，羊水深度 4.6cm，S/D 2.5，胎盘后壁，Ⅰ 级，胎儿颈部可见 "U" 形压迹，孕周 32^{+2} 周，预测胎儿体重 2289 + 334g。孕妇左侧卵巢大小约 9.6cm × 3.5cm，右侧卵巢大小约 10.0cm × 5.5cm。胎心监护：反应型，基线 145/150bpm，变异加速可，见不规律宫缩，5 ~ 8 分钟一次，强度 80 ~

100mmHg，未见减速。予以静点硫酸镁，之后更换为安宝保胎治疗，同时给予地塞米松促胎肺成熟。

患者2016-12-18晚诉心慌憋气，查即刻血糖：4.9mmol/L。血气分析：PCO_2 28.40mmHg，PO_2 79.90mmHg，pH 7.442，SO_2 96.50%。生化 P2+P3（新）：ALB 27.3g/L，TnI 0.044ng/ml，K 3.76mmol/L，AST 25.0U/L，LDH 231U/L，CK同工酶（质量）（CK-MBmass）2.00ng/ml，CK 74U/L，BNP 1320ng/L，TnT 0.019ng/ml。复查BNP 1870ng/L，超声心动图（2016-12-19）提示：双房、左室内径增大，左室射血分数正常（射血分数0.61），三尖瓣轻中度反流流束（估测肺动脉压 spap 52.51mmHg），二尖瓣中度反流流束，肺动脉瓣、主动脉瓣轻度反流流束。诊断意见：双房增大，左室增大，肺动脉高压（中度）。

2017-12-20复查BNP 2300ng/L，产科BUS预测胎儿体重2027g/2411g。上级医师查房：患者保胎过程中，出现胸闷憋气，化验检查BNP持续进行性迅速升高，超声心动较前一周明显变化，出现肺动脉（中度）双房增大，射血分数降低，考虑病情加重，出现心功能损伤，心功能不全可能。完善术前准备后，行剖宫产手术终止妊娠。手术顺利，新生儿体重2450g/2000g，评分好，患者术后转入ICU治疗。补液支持治疗，予头孢美唑钠静点预防感染。

术后复查BNP 2729pg/ml，予呋塞米10mg利尿，复查BNP降至1571pg/ml，血气提示氧合良好。术后第1天转回产科病房。继续静点抗生素预防感染治疗及促进子宫收缩治疗。患者血压145/95mmHg，予以拉贝洛尔100mg bid 口服降压治疗。术后第6天复查血常规，生化及DIC大致正常，BNP 345ng/L，TnT<0.01ng/ml。超声心动图（2016-12-23）：双房、左室内径增大，左室射血分数正常，三尖

笔记

瓣轻度反流流束（估测肺动脉压 spap 45.76mmHg），二尖瓣、肺动脉瓣、主动脉瓣轻度反流流束。房室间隔及动脉导管处未见异常分流流束。心电图：正常；胸片：未见明显异常；术后第 7 天出院。嘱门诊随诊。

病例二

患者 32 岁，因"停经 29 $^{+5}$ 周，发现肺动脉高压 1 $^+$ 年，加重 10 天"于 2017 - 6 - 1 入院。

根据孕早期超声后推预产期 1 周至 2017 - 8 - 20。我院建册产检。孕 16 $^+$ 周唐氏筛查低风险，孕 24 $^+$ 周筛畸 B 超未见明显异常，孕 26 $^+$ 周 OGTT 4.65 - 7.56 - 7.13mmol/L，正常。患者既往超声心动图提示肺动脉压约 40mmHg，孕前及孕期无不适。1 周前产检行超声心动估算肺动脉压 41mmHg，提示肺动脉高压（轻中度），肺动脉扩张，右室增大，患者无胸闷憋气，夜间可平卧，走路爬楼后偶有喘息，憋气，收入院。

既往结节性红斑病史 29 年，因外周皮肤结节性红斑、发热，血沉及超敏 CRP 升高，外院诊断为结节性红斑。近 7 年规律口服泼尼松 + 中药对症治疗，未复发。孕期规律口服泼尼松 10mg qd，无不适，定期复查免疫指标处血沉及超敏 CRP 升高外大致正常，现血沉 99mm/h，CRP 82.1mg/L，肝肾功能大致正常。亚临床甲状腺功能减退病史 1 + 年，优甲乐 50μg、75μg 交替服用，定期复查甲功大致正常。10 岁于外院行右面颊囊肿切除术，病理提示良性，具体不详。13 岁于外院因化脓性扁桃体炎行扁桃体切除术，术后恢复好。

入院查体： 体温 36.3℃，脉搏 83 次/分，血压 115/70mmHg，心肺听诊未及异常。产科查体无特殊。

辅助检查：血色素：90g/L。

入院诊断：妊娠29^{+5}周，孕1产0，头位，妊娠合并肺动脉高压，妊娠合并结节性红斑，心功能Ⅱ级（NYHA分级），妊娠合并亚临床甲状腺功能减退，高球蛋白血症，肝功能异常，妊娠期贫血（轻度），扁桃体切除术后，右面颊囊肿切除术后。

全院会诊意见

皮肤科：患者结节性红斑病史29年诊断明确，近7年口服泼尼松＋中药治疗，目前泼尼松2片qd，近1个月腹部少许新发皮疹，压痛（＋），无局部破溃及异常渗出；故嘱患者加量泼尼松至4～6片每日，根据皮损情况酌情调整药物用量。同时嘱配合中药治疗。外用艾洛松局部对症治疗。

风湿免疫科：结合患者病史及辅助检查，暂不考虑系统性红斑狼疮、干燥综合征、白塞氏病及未分化结缔组织病等。患者IgG，IgA异常升高，诊断高球蛋白血症。

心内科：患者目前心功能Ⅱ级（NYHA分级），肺动脉高压原因不明确，风湿免疫科会诊暂不考虑风湿免疫相关疾病所致。不排除肺血管梗阻性疾病所致，目前患者无不适主诉，血气及相关生命体征均正常，暂无肺栓塞征象。患者超声心动提示右室已增大，提示肺动脉高压病程较长，但无明显临床表现，故需进一步排除肺动脉血管异常可能。病情允许时可进一步完善肺血管相关检查，如心脏核磁（增强）或胸部CT。定期检测超声心动，评估心功能。

呼吸内科：患者目前妊娠状态，无法准确测定肺功能。患者孕前无不适主诉，孕期无活动耐力下降，查体双肺未及明显干湿性啰音，超声心动提示肺动脉高压（轻度）。考虑目前患者病情较稳定，暂无须应用扩张肺动脉药物，如病情允许可行肺部CT进一步排除

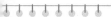

肺部原发疾病。

肝病中心：患者目前化验检查提示肝功能异常（轻度），无不适主诉，且病程时间小于半年。目前需进一步完善甲肝、戊肝等相关病毒检查，除外病毒性肝炎因素。完善铜蓝蛋白检查，排除肝窦状核变性。患者血压正常，无剧吐，暂不考虑 HELLP 综合征、妊娠期肝内胆汁淤积症及妊娠期急性脂肪肝等相关疾病诊断。患者肺动脉高压，有进一步导致肺瘀血、肝瘀血可能，可完善肝血管超声了解体循环瘀血情况。因不排除自身免疫性肝炎可能，予口服泼尼松，目前加量至 4～6 片每日。为进一步降低肝酶，可加用易善复保肝治疗。

产科：患者现孕 29 周，中度肺动脉高压，心功能 II 级，病情平稳的情况下可予期待延长孕周，但需严密监测病情。分娩方式考虑经阴道试产风险较大，建议剖宫产术终止妊娠。嘱患者每周复查超声心动并评估心功能，视患者一般状况及化验检查决定分娩时机。术前可行深静脉置管，监测围术期 CVP 及循环情况。

患者入院后一般治疗： 休息，适当下床活动，保持大便通畅，左侧卧位，间断予以吸氧，每天 5～6 小时，监测胎心胎动，患者胎动好，胎心监护反应型。继续泼尼松口服治疗结节性红斑，同时保肝降肝酶治疗，口服铁剂多糖铁复合物补血治疗。

住院期间患者监测血 TBA 逐渐升高，14.5μmol/L（2017 - 6 - 12）逐渐升至 19.5μmol/L（2017 - 6 - 23），诊断为妊娠期肝内胆汁淤积症，予以优思弗胶囊 250mg q6h 口服同时加用思美泰片 500mg bid 口服降血胆汁酸。口服优甲乐 75mg qd 治疗甲减。定期监测超声心动图病情较稳定。2017 - 6 - 20 超声心动图：肺动脉高压（轻中度）37mmHg，右室增大（内径 2.7cm），肺动脉内径明显增宽

3.6cm。肺 CT 结果回报：①肺动脉主干增宽，考虑肺动脉高压可能。②少量心包积液。血气分析（2017 - 6 - 20 吸氧 2 小时后）PCO_2 26.40mmHg，PO_2 81.8mmHg，SO_2 97%，pH 7.454。血常规提示血色素 108g/L，肝功、肾功正常，尿蛋白阴性，尿蛋白定量：24h 尿蛋白定量 0.15g，DIC 大致正常。免疫指标 ANA 1：80，ENA，ANCA 阴性，IgG 升高，IgA 升高，血沉 104min/1h，RF 阴性，CRP 100mg/dl，免疫鉴定未见 M 蛋白，尿本周蛋白阴性。产科方面：每日复查胎心监护反应型，因胎儿偏小，予以地塞米松促胎肺成熟，定期超声检查监测胎儿生长发育情况。

患者 2017 - 7 - 19 感冒后开始出现咳嗽，并逐渐加重，予以强力枇杷露睡前口服，沐舒坦雾化治疗，静点希舒美抗感染治疗，效果欠满意，加用口服希刻劳抗感染治疗。行胸片提示肺部感染，2017 - 7 - 31 超声提示羊水指数 5.5cm，考虑羊水过少？完善术前准备，行剖宫产手术终止妊娠。手术顺利，新生儿体重 2250g，评分好，患者术后恢复好，复查 N - 末端 B 型脑钠肽前体：N 末端脑钠肽前体（NT - proBNP）301ng/L，全血肌钙蛋白 T 定量测定（快速法）（新）：TnT < 0.010ng/ml，DIC，生化及血常规大致正常。ALT 11U/L，AST 15.5U/L，TBA 0.7μmol/L，患者术后第 7 天出院。定期门诊随诊。

出院诊断：妊娠合并肺动脉高压（轻度），妊娠合并羊水过少，妊娠合并肺部感染，妊娠期肝内胆汁淤积症，妊娠合并结节性红斑，心功能 II 级（NYHA 分级），窦性心动过速，妊娠合并亚临床甲状腺功能减退，高球蛋白血症，妊娠期贫血（轻度），妊娠 37[+1] 周，孕 1 产 1，手术分娩，枕左前位，活婴，低出生体重儿，扁桃体切除术后，右面颊囊肿切除术后。

病例分析

　　肺动脉高压（pulmonary hypertension，PH）可由多种心、肺或肺血管本身疾病引起，以肺血管阻力进行性升高为主要特征，可致右心负荷增大，右心功能不全，肺血流减少，而引起一系列临床表现。PH 既可源于肺血管自身病变，也可继发于其他心肺疾患，病因广泛。不论源于何种病因，PH 常呈进行性发展，严重影响患者的生活质量和预后。妊娠合并心脏病发生肺动脉高压是导致孕产妇心功能衰竭和死亡，以及严重威胁胎儿和婴儿生命安全的主要原因。研究显示，心脏病合并 PH 的妇女，妊娠可加重原有心脏病和 PH，致使孕产妇死亡率达到 30%～35%。

1. 肺动脉高压的概念和最新分类

　　目前广泛采用的 PH 血流动力学定义和诊断标准为：海平面、静息状态下，右心导管测定平均肺动脉压（mPAP）≥25mmHg，或运动状态下≥30mmHg。直接由肺动脉分支结构和功能改变引起的 PH 即动脉型 PH（pulmonary arterial hypertension，PAH），除上述标准外，尚需满足肺毛细血管嵌顿压或左心室舒张末压≤15mmHg，肺血管阻力＞3Wood 单位。肺动脉导管检查创伤大，费用及技术要求高，临床不适宜初步诊断，对有患 PH 可能性的患者，通常使用超声心动图进行初步判断。一般认为，多普勒超声检查提示肺动脉收缩压≥40mmHg 可初步诊断为 PH。

　　以往根据有无相关病因或危险因素将 PH 分为两类：原发性肺动脉高压（primary pulmonary hypertension，PPH）和继发性肺动脉高压（secondary pulmonary hypertension，SPH）。SPH 较常见，常继发于胸廓及肺部疾病、心脏病、肺血管疾病等。PPH 病因不明，是

笔记

除外其他导致 PH 的原因后诊断的，发病率较低。临床中，PH 通常伴有肺血管阻力升高，伴随着肺血管阻力升高，患者出现缺氧、心力衰竭，甚至死亡。最近修订的 PH 临床分类，按照相似的病理、病理生理、治疗策略和预后特点，将 PH 分为 5 大类，包括 PAH、左心疾病伴发的 PH、肺疾病或低氧血症或与两者均相关的 PH、慢性血栓或栓塞性或两者并存性 PH 及其他疾病引起的 PH。临床研究显示，妊娠合并心脏病伴发 PH 的病因以风湿性心脏病（风心病）和先天性心脏病（先心病）最常见，出现肺动脉高压，并使心房、心室或大血管的分流逆转，产生右向左分流并出现发绀，称为艾森曼格综合征（Eisenmenger syndrome）。本组两例患者均属于继发性肺动脉高压，病例 1 继发于妊娠期高血压疾病，病例 2 肺动脉高压的发生可能与患者合并自身免疫性疾病，结节性红斑有关。

2. 诊断

结合妊娠期解剖特点及生理改变，根据病史、临床表现，以及相关的辅助检查等综合判定。有心脏病史或有心悸、气急者应予重视，PH 症状是非特异性的，但妊娠中期 PH 患者症状通常会有明显加重的倾向，表现为疲劳、劳累性呼吸困难、胸痛、心悸、咳血和小腿浮肿。体征方面要特别注意心前区有无杂音，杂音的性质及部位，以确定心脏病的类型。肺动脉压显著增高时可能听到相对肺动脉瓣关闭不全引起的舒张期吹风样杂音，相对性三尖瓣关闭不全杂音，心室或心房奔马律及右心衰等杂音。超声心动图能直接测量肺动脉压力，识别潜在的心脏病，是诊断 PH 最有效的方法。但用超声心动图测妊娠妇女肺动脉压有不够准确的缺点。非妊娠患者行多普勒超声心动扫描和肺动脉导管插入术测量的肺动脉压基本一致。但伴有 PH 的妊娠患者用超声心动图法估算肺动脉压要高于肺动脉导管插入术的测得值，特别是心脏结构有异常改变时。文献报道，通过超声心动图检测诊断为 PH 的妊娠妇女 32% 患者的实际肺动脉压是正常的。肺动脉导管插入术尽管是诊断和量化 PPH 的金标准，但因是侵入性检查，很少用于妊娠妇女。胸部 CT 造影或者灌注肺扫描对排除慢性血栓栓塞导致的肺动脉高压疾病效果较好，有慢性血栓栓塞病史的患者怀疑肺动脉压升高，但超声心动图未见明显异常时可以采用。但因射线对胎儿有影响，故妊娠妇女应慎用 CT 检查。本组两例患者均经超声心动图诊断肺动脉高压，病例 1 肺动脉压为 52.51mmHg，属中度肺动脉高压，病例 2 肺动脉压 41mmHg 属于轻度肺动脉高压。

3. 治疗

（1）一般治疗

由于 PH 患者妊娠时母体和胎儿死亡率高，妊娠前应根据心功能状况，肺动脉压升高程度，以及原有心脏病种类决定是否妊娠，一般而言，心功能Ⅲ～Ⅳ级，重度肺动脉高压（≥80mmHg），风心病二尖瓣狭窄伴肺动脉高压者有相当大的危险，应采取有效避孕措施以避免妊娠，妊娠后即应早期终止。妊娠患者建议限制体力活动并避免仰卧位，尤其是妊娠晚期。PH 患者应常规行动脉血气分析排除低氧血症和酸中毒。低盐饮食，以及合理使用利尿剂有助于降低妊娠合并 PH 及右心衰竭患者的容量负荷，但应避免过度使用利尿剂造成的心输出量进一步减少。右心衰竭时可以考虑使用强心甙治疗。地高辛可引起 PH 和右心衰竭患者心输出量轻微增高，可考虑应用。由于妊娠过程血栓栓塞事件的发生率高，建议监测凝血状态，高凝者在整个妊娠过程或至少在妊娠晚期和产后早期应用肝素抗凝治疗。

（2）扩血管药的应用

由于血管收缩是 PH 的突出特征，常用血管扩张剂如氧气、NO（nitric oxide）、依前列醇（epoprostenol）、伊洛前列腺素（iloprost）

等和钙通道阻滞剂治疗。钙通道阻滞剂可以减轻肺血管收缩并且使 20% PPH 患者的生命得以延长。因为血流动力学对血管扩张剂应答敏感（例如，肺循环血管阻力较基线降低 30% 或更多），长期大剂量口服钙通道阻滞剂可以持续改善血流动力学并延长生存时间。治疗应从妊娠前、PH 诊断后开始。文献报道，妊娠合并 PH 服用钙通道阻滞剂效果良好。以往前列腺素 E（如凯时）也用于妊娠伴肺动脉高压患者，但由于有收缩子宫平滑肌的作用易致早产，建议孕期慎用。内皮素 – 1（endothelin – 1）有收缩血管的作用，已经证实 PPH 患者血管内皮细胞和血浆中 ET – 1 水平增高。波生坦（bosentan）是美国食品药品管理局最先批准用于治疗 PAH 的内皮素受体阻滞剂。但由于这类药物对妊娠的安全性不确定，是否适用于妊娠患者有待研究。

（3）终止妊娠方式的选择

决定终止妊娠前，需要综合考虑患者心功能状态、肺动脉压高低和孕周后决定。病情稳定、耐受较好的孕妇，尽量在胎儿发育较好的孕周终止妊娠，不能耐受者应随时终止妊娠。因严重心脏病、心功能Ⅲ～Ⅳ级或重度肺动脉高压孕妇于孕早期需终止妊娠时，应在麻醉下行人工流产或钳刮术。孕中晚期终止妊娠采用剖宫产或剖宫取胎的方式更加安全，因为阴道分娩对产妇的刺激大、时间长，极易诱发血管神经性晕厥及循环衰竭。剖宫产和剖宫取胎对患者疼痛刺激小、呼吸功能影响小、时间短，且能有效避免紧张焦虑，更有利于对患者进行全面的监护，及时调整治疗方案。

麻醉方式的选择：全身麻醉抑制心脏功能，机械正压通气使肺循环阻力增高，十分不利于合并严重 PH 孕产妇的循环系统维持。而且，全麻药物对胎儿的呼吸和循环的抑制作用也不可忽视。因此，对于合并 PH 的孕妇终止妊娠，更倾向选择区域阻滞麻醉。常

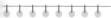

用的麻醉方式为椎管内阻滞麻醉，其中蛛网膜下腔麻醉对循环影响迅速而显著，单次给药不易调节药量及麻醉平面；而硬膜外阻滞麻醉扩散速度慢、利于循环稳定，因此后者是稳妥的。腰硬联合麻醉的效果好于单独硬膜外麻醉，但要注意首次给药时造成循环抑制的风险。无论采用什么麻醉方式，都需要注意的是，及时采取措施，对抗在麻醉效果出现，以及胎儿取出过程中的操作和处理对循环系统的影响。

第一例患者为双胎妊娠，因产检血压升高入院治疗，住院期间出现心慌憋气症状，血气提示血氧正常，但血 BNP 持续进行性升高，超声心动图提示肺动脉高压（中度），较一周前明显进展，考虑病情加重，出现心功能损伤，心功能不全可能，急诊剖宫产手术终止妊娠，母儿结局良好，术后复查超声心动图较前好转，肺动脉压由 52.51mmHg 降至 45.76mmHg。因第二例患者合并结节性红斑，为系统性自身免疫疾病，肺动脉高压可能是自身免疫性疾病的一种表现，患者孕期无明显不适症状，孕期口服泼尼松治疗原发病，病情稳定，超声心动图提示肺动脉压波动于 37～41mmHg，属于轻度肺动脉高压，在住院积极监测母儿安危的情况下，孕 37 周因合并肺炎，行剖宫产终止妊娠，母儿结局良好。

（4）产后

产后肺高压产妇死亡最多发于产后的 1 个月之内，尤其是产后3 天，这提示心肺急性代偿功能的降低，产妇应持续监测一段时间直至病情稳定，高危产妇至少实时监测生命体征至产后 3 天以上。注意循环稳定的维持，避免肺高压危象的发生。鉴于产后急性血栓栓塞发生的风险增加，及时的抗凝治疗也不能忽视。

病例点评

根据病史和检查，本文中两例妊娠合并肺动脉高压的诊断明确，但二者发病的病因不同，第一例孕妇既往无心肺疾病病史，发病前心脏超声未提示结构异常，亦无肺动脉高压表现。在应用安宝抑制宫缩保胎过程中出现低氧血症、心功能不全和肺动脉高压（中度），考虑与药物、妊娠期高血压及双胎妊娠等因素均有关，由于发现及时，并及时终止妊娠，母儿结局较好。既往有文献报道应用安宝可引起肺水肿和心功能不全，对于双胎妊娠，尤其是孕 8 个月心脏负荷较重时，应用安宝抑制宫缩应慎重，用药期间要加强心肺功能监测。

第二例孕妇孕前 1 年多有结节性红斑和甲状腺功能减退病史，孕前超声心动图提示轻度肺动脉高压。入院时患者完善化验及相关检查，经多学科会诊，①肺动脉高压病因除外心脏病、系统性红斑狼疮、结缔组织病等风湿免疫病，可能与肺血管病变相关。②患者结节性红斑有加重趋势，肝功能异常可能存在自身免疫性肝病，及时增加激素用量，患者病情平稳，严密监测心肺功能的情况下，期待治疗至孕足月（孕 37 周），患者合并上呼吸道感染，予积极抗感染治疗后手术终止妊娠，母儿预后好。总之，对于妊娠合并不明原因肺动脉高压，妊娠期多学科团队的管理、严密监测、随时评估并调整治疗方案、适时终止妊娠对于改善母儿预后至关重要。

参考文献

1. 刘陶. 妊娠合并肺动脉高压的诊治. 实用妇产科杂志，2015，31（6）：403 - 405.

2. 中华医学会妇产科学分会产科学组. 妊娠合并心脏病的诊治专家共识（2016）.

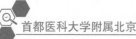

中华妇产科杂志，2016，51（6）：401 – 409.

3. Kiely D G, condliffe R, webster V, et al. Improved survival inpregnancyandpulmonary hypertension usingamultiprofessional approach. BJOG, 2010, 117：565 – 574.

4. Regitz – Zagrosek V, Blomstrom L C, Borghi C, et al. ESC Guidelines on the managementof cardiovascular diseases during pregnancy：The task force on the management of cardiovascular diseasesduring pregnancyof theeuropean society of cardiology（ESC）. Eur Heat J, 2011, 32：3147 – 3197.

5. 周晓瑞，张京岚，卢家凯，等. 妊娠合并肺动脉高压 149 例临床分析. 心肺血管病杂志，2013，32：544 – 548.

（龙燕　韩肖燕　编写）

010 妊娠合并风湿性心脏病、心房颤动一例

📋 病历摘要

　　患者 38 岁，因"停经 33 $^{+3}$ 周，胸闷、憋气 1 天，自觉胎动减少 1 天"于 2017 – 11 – 22 入院。核对孕周无误，外院建册产检。唐氏筛查 21 三体综合征高危，行 NIPT 检查提示低风险，孕期 OGTT 正常。患者妊娠 33 $^{+3}$ 周，今日凌晨 2 点无明显诱因出现胸闷，症状持续，伴反酸、恶心、呕吐 1 次，呕吐物为黄色液体，无发热，伴中上腹及季肋区疼痛，为胀痛，无背痛，后于当地医院就诊，监测心率 180 次/分左右，予美托洛尔 25mg 口服治疗，症状无

明显缓解，就诊于我院急诊，心率 170 次/分。超声心动：风心病，左房大，予西地兰 0.2mg 静脉注射，血气提示代谢性酸中毒，予碳酸氢钠 250ml 静点治疗。经治疗后仍喘憋严重，心率 158 次/分，并出现不规律宫缩，予地塞米松 5mg 促肺，收入院。

既往史： 自诉心动过速多年，未予诊治。既往曾自然分娩一次，孕前未查体，否认风湿性心脏病病史。

查体： 体温 36.5℃，脉搏 159 次/分，血压 109/69mmHg，心界叩诊不大，心律不齐，第一心音强弱不等，短绌脉，心率 160 次/分，各瓣膜未闻及杂音，双肺呼吸音粗，未闻及干湿啰音，腹膨隆，双下肢轻度水肿。我院急诊查超声心动图提示风心病，二尖瓣狭窄（轻度）关闭不全（中重度）主动脉瓣关闭不全（轻中度），双房、左室增大，左室射血分数正常低限（射血分数 0.55），肺动脉高压（中度）（估测肺动脉压 spap 59.36mmHg）。生化：血钠 136.3mmol/L，血钙 1.8mmol/L，谷草转氨酶 123.5U/L，谷丙转氨酶 117U/L，尿素氮 12.82mmol/L，肌酐 93.5μmol/L，血气提示代谢性酸中毒：pH 7.34，HCO_3^- 12.8mmol/L。PO_2 98.8mmHg。

入院诊断： 妊娠 33^{+3} 周，孕 2 产 1，头位，胎儿窘迫？先兆早产，风湿性心脏病，心律失常 - 快速心房颤动，急性心功能不全，二尖瓣狭窄（轻度），二尖瓣关闭不全（中重度），主动脉瓣关闭不全（轻中度），肺动脉高压（中度），代谢性酸中毒，肾功能不全，肝功能不全，低钙血症，低钠血症。

入院后予西地兰 0.4mg 静推 10 分钟，呋塞米注射液 20mg 静推。病房讨论后决定：患者妊娠 33^{+3} 周，自觉胎动减少 1 天，急诊予西地兰 0.2mg 静脉注射治疗后仍喘憋严重，请心内科等多科会诊后考虑"急性心功能不全"可能，行胎心监护示不规律宫缩，考虑"胎儿窘迫？先兆早产，风湿性心脏病，急性心功能不全"，急诊手术终止妊娠，麻醉方式全麻。术中新生体重 2100g，新生儿 Apgar 评分 6 - 8 - 9 分，转儿科。手术顺利，术中入量 1000ml：晶体液 500ml，胶体液 500ml，出量 500ml：出血 200ml、尿量 300ml，患者术后转入 ICU 治疗。

患者转入 ICU 后持续房颤心律，心率 150 ～ 160 次/分，血压偏低，最低至 70/40mmHg，予西地兰 0.4mg 静推控制心室率，同时加用去甲肾上腺素 0.2ug/（kg·min）静脉泵入维持血压，予持续静脉泵入胺碘酮控制心室率，观察患者心率可逐渐下降至 80 ～ 90 次/分，仍为房颤心律，血压可波动在（120 ～ 130）/（60 ～ 70）mmHg。予呋塞米 20mg 利尿治疗，监测患者容量状态。患者转入 ICU 后持续机械通气，监测氧合良好，因躁动明显，予镇静、镇痛降低耗氧。予 5% 碳酸氢钠静点纠正酸中毒治疗。同时静点头孢美唑预防感染治疗，维生素 B_6 片，0.2g bid po 回奶。术后 24 小时以后无出血倾向，建议抗凝治疗，预防血栓形成。患者病情逐渐缓解，口服美托洛尔 + 地高辛，心率波动在 110 次/分左右，血压稳定。转入时有心功能不全表现，给予强心、利尿、去甲肾上腺素维持血压，患者心功能好转，逐渐停用升压药物，无喘憋不适，肺部听诊无明显啰音。复查超声心动示 EF 0.56，肺动脉压力较前下降；双下肢血管彩超未见附壁血栓。2017 - 11 - 24 给予口服华法林 3mg qn，复查 INR 2.87，PT 32.6s。患者病情稳定后转回产科病房进一步治疗。2017 - 11 - 30 患者术后第 8 天，恢复好，准予出院。嘱继续每日口服琥珀酸美托洛尔缓释片 23.75mg，地高辛 0.25mg 控制心率，同时华法林钠片每天 1.5mg 口服抗凝治疗，每周复查凝血功能，监测 INR 1.5 ～ 2.5。同时心外科就诊评估是否择期瓣膜置换治疗。

病例分析

　　心律失常是妊娠期常见的合并症，但妊娠合并持续心房颤动（房颤）并不多见。妊娠合并房颤尤其是并存器质性心脏病者，往往发病急，病情重，母儿危险性显著增加，新生儿转重症监护室比例增加。妊娠合并房颤发病率较低，多继发于风湿性心脏病、先天性心脏病、甲状腺功能亢进和电解质紊乱。其中，引起房颤最常见的器质性心脏病是风湿性心脏病。本例患者风湿性心脏病二尖瓣狭窄是妊娠合并房颤的主要原因。

　　妊娠合并房颤对母儿的危害：器质性心脏病对房颤的发生和预后是非常重要的因素。如果不伴有器质性心脏病，孕妇对房颤多能耐受，妊娠至足月；如伴有器质性心脏病，则症状较重，易发生心衰。文献报道，二尖瓣狭窄是妊娠妇女最常见且最危险的一种风心病。妊娠时心输出量增加，二尖瓣狭窄阻止血液从左心房流向左心室，致使左心房瘀血更加严重，压力不断升高，易诱发或加重肺水肿及肺动脉高压。若在此病变基础上出现房颤，血流动力学更加紊乱，孕妇可突然出现严重的呼吸困难，心功能迅速恶化，危及母儿生命。

　　妊娠期监测心律失常非常重要，症状的严重性、发作频率、持续时间对于指导治疗非常重要，积极寻找房颤病因，孕期完善血常规、血电解质、甲状腺功能及超声心动图等检查，同时加强胎儿宫内情况的监护。本例患者超声心动图提示：风心病，二尖瓣狭窄（轻度）关闭不全（中重度），主动脉瓣关闭不全（轻中度），双房、左室增大，左室射血分数正常低限（射血分数 0.55），肺动脉高压（中度）(估测肺动脉压 spap 59.36mmHg)。

妊娠合并房颤的治疗及终止妊娠时机：妊娠合并房颤的治疗有其特殊性，药物控制心室率的同时，要考虑到药物对胎儿的影响，并结合孕妇的心功能、孕周作出综合判断。目前抗心律失常药均为 C 类药物，能通过胎盘且经乳汁排泄，孕 8 周内对胎儿有致畸作用，孕期长期应用可减少子宫血流而影响胎儿生长发育。文献报道，洋地黄类药物是妊娠期安全有效的抗心律失常药之一，是治疗母亲急慢性心动过速（包括房颤，房扑和室上性心动过速）的最佳选择。β 受体阻滞剂在妊娠期也推荐使用。尽管胺碘酮较其他抗心律失常药物不易通过胎盘，但因其含碘，可致胎儿甲状腺功能亢进或减退，还可引起早产，因此仅限于其他药物治疗无效者。治疗妊娠合并房颤时理想的心室率 < 100 次/分，轻微运动后心室率 < 140 次/分，以保证母体血液动力学稳定和胎盘有足够的血供。有报道妊娠合并房颤若药物不能复律且心室率增快造成严重的血流动力学障碍，危及母亲生命时需用直流电复律（25 ~ 50J）。妊娠合并房颤时可适度抗凝治疗，如既往有血栓栓塞史或接受过换瓣手术，更要重视抗凝治疗。妊娠前房颤患者，妊娠期建议继续服用抗凝药物，因华法林在早孕期服用可引起 6% 胚胎异常，早孕期建议改用皮下注射低分子肝素，中晚孕后改为华法林口服。妊娠期初发房颤患者，由于出现心功能Ⅲ ~ Ⅳ级，在积极纠正心衰治疗后迅速终止妊娠，一般抗凝药于剖宫手术后 2 天开始服用。服用抗凝药期间需严密监测凝血功能，INR 控制在 2.0 左右。本例患者喘憋严重，心率170 ~ 180 次/分，急诊予西地兰 0.2mg 静脉注射治疗后仍喘憋严重，请心内科等多科会诊后考虑"急性心功能不全"可能，急诊手术终止妊娠。手术顺利，术后转入 ICU 治疗，因持续房颤心律，心率150 ~ 160 次/分，血压偏低，最低至 70/40mmHg，予以西地兰 0.4mg 静推控制心室率，同时加用去甲肾上腺素静脉泵入维持血

压，胺碘酮静脉泵入控制心室率，观察患者心率逐渐下降至 80 ~ 90 次/分。同时术后予以积极利尿，抗感染治疗，术后 24 小时后予以口服华法林钠片抗凝治疗，患者产后恢复好。

妊娠合并房颤并不是终止妊娠的指征，而以心功能状态决定继续妊娠的可行性。房颤的主要危害是心律失常所致的房室同步丧失致血液动力学改变，以及血栓栓塞。当心房肌因房颤而失去有效收缩，心输出量减少 5% ~ 15%，而伴有快速心室率时将减少 40%，使心功能恶化。因而以心功能状态决定继续妊娠可行性。妊娠期应动态监测心功能（监测血压、心电图、超声心动图），及时发现和纠正损伤心功能的各种因素，如贫血、低蛋白血症、感染、电解质紊乱等。同时要重视和及时发现心悸、头晕、胸痛、视力模糊等临床症状，调整药物治疗，防止房颤复发。妊娠合并房颤同时伴有适度抗凝治疗者还应定期监测凝血指标，防止凝血系统的并发症。妊娠合并房颤者如有器质性心脏病，终止妊娠以剖宫产为宜。因剖宫产可在较短时间内结束分娩，避免长时间子宫收缩引起血流动力学变化，减轻疲劳和疼痛等引起的耗氧增加，同时在持续硬膜外阻滞下实施手术，孕妇血压、平均动脉压及心率均较经阴道分娩者变化小，也可防止分娩时再次诱发房颤。

妊娠合并房颤发作时，常伴快速性心室率，血液动力学变化迅速，心输出量急骤减少达 25% 或以上，使原有的心脏负担加重，尤其有器质性心脏病的孕妇，更易导致心功能恶化，发生心衰。因此，妊娠合并房颤患者应在三级综合性医院住院治疗。

病例点评

妊娠合并心脏病的发病率为 0.5% ~ 3.0%，是导致孕产妇死亡的前 3 位死因之一。2016 年中华医学会妇产科学分会产科学组制定了《妊娠合并心脏病的诊治专家共识》，提出应对所有确诊或疑似先天性或获得性心脏病的妇女，在孕前进行风险咨询和评估，所有合并心脏病的孕妇均应接受妊娠风险评估。该病例中患者孕前未做超声心动图，未进行详细心脏结构和功能评估，外院孕期产检忽视基本心肺听诊，导致风心病的漏诊。妊娠晚期突发"房颤，急性心功能不全、肝肾功能不全及酸中毒"，孕妇病情危重，死亡风险极高，由于患者发病后到医院的及时有效诊治，才使孕妇转危为安。因此，该病例提醒产科医务人员，在孕妇进行早孕期建档时，不能忽视心肺听诊等基本查体项目。

参考文献

1. Ming – Sum L, Wansu C, Zilu Z, et al. Atrial Fibrillation and Atrial Flutter in Pregnant Women – A Population – Based Study. J Am Heart Assoc, 2016, 5：1 – 8.

2. Katsi V, Georgiopoulos G, Marketou M, et al. Atrial fibrillation in pregnancy：a growing challenge. Current Medical Research & Opinion, 2017：1 – 15.

3. Ciorsti M I, Chinyere I, Ratika P. Cardiac Arrhythmias and Pregnancy. Current Treatment Options in Cardiovascular Medicine, 2018, 20 (8)：63.

4. 中华医学会妇产科学分会产科学组. 妊娠合并心脏病的诊治专家共识（2016）. 中华妇产科杂志，2016，51 (6)：401 – 409.

（龙燕　韩肖燕　编写）

妊娠期糖代谢异常

011 糖尿病合并妊娠、眼底病变一例

病历摘要

患者女性，23岁，因"血糖升高15年，停经35^{+6}周，发现血压升高5天"入院。患者15年前无明显诱因出现消瘦伴嗜睡、乏力，无明显烦渴、多饮、多食、多尿，无视物模糊、皮肤瘙痒等症状，就诊于当地医院查空腹血糖22.2mmol/L，确诊为1型糖尿病，予胰岛素降糖治疗（具体不详），血糖水平控制不详。8年前因血糖控制欠佳，开始胰岛素泵降糖治疗。多次调整胰岛素用量。2年

前基础胰岛素泵入量40U/d左右，血糖水平控制不详。1年前停用胰岛素泵，改为诺和锐餐前联合来得时控制血糖，血糖水平控制不详。孕前半年体重下降约10kg。2年前出现尿蛋白阳性，左眼玻璃体出血，行玻璃体切开术及双眼视网膜激光凝固术，目前视物模糊。平素月经欠规律，末次月经2015 - 3 - 8，根据孕早期彩超等核对孕周，预产期后推3周至2016 - 1 - 5。妊娠14$^+$周因血糖控制欠佳，空腹血糖2.1 ~ 10.6mmol/L，餐后2小时血糖5.0 ~ 11.8mmol/L，糖化血红蛋白5.5%，间断出现无症状性低血糖及尿酮体阳性。查尿蛋白（ - ）~（2 + ），尿蛋白定量0.27g/24h，肾功能正常。眼底检查：右眼隐约见视网膜下出血，左眼玻璃体积血，眼底窥不清。诊断双眼糖尿病视网膜病变（右Ⅳ期，左玻切术后），双眼玻璃体积血。因诊断糖尿病肾病及糖尿病视网膜病变，建议内分泌科控制血糖较平稳后终止妊娠。妊娠15周时于内分泌科查动态血糖监测示：共测定血糖1140个，平均血糖水平（MBG）为8.6mmol/L，最大血糖波动幅度（LAGE）12.1mmol/L，血糖水平标准差（SDBG）为3.2mmol/L，血糖最高值15.5mmol/L，血糖最低值3.4mmol/L，血糖≥10.0mmol/L的时间百分率为33%，血糖≤3.9mmol/L的时间百分率为1%。予胰岛素泵基础量诺和锐24U，三餐前诺和锐6U - 5U - 6U餐前10分钟ih降糖治疗。但是患者拒绝终止妊娠。妊娠16$^+$周唐氏筛查低风险。妊娠23周B超筛查畸形未提示异常，胎儿超声心动检查未提示异常。妊娠27^{+5}周B超提示胎儿相当于26^{+2}周大小，24小时蛋白定量1.25g，尿蛋白多次 > 3 + ，考虑病情加重，再次入院评估病情。考虑患者孕前诊断1型糖尿病（R级），孕期眼底检查双眼玻璃体积血，24小时蛋白定量1.25g，考虑病情加重，建议终止妊娠。患者及家属虽然表示理解，但拒绝终止妊娠。妊娠35周产检血压140/80mmHg，尿蛋白（3＋），肾功能正常，收入院。入院监测血压最高至 150/100mmHg，尿蛋白定量 3.3g/L，诊断子痫前期（重度），予硫酸镁解痉、拉贝洛尔降压治疗。于妊娠 36^{+3} 周剖宫产终止妊娠。手术顺利，新生儿体重 2650g，Apgar 评分均 10 分，患者拒绝绝育术。术后给予硫酸镁解痉、拉贝洛尔降压治疗，监测血糖、调整胰岛素用量，静点抗生素预防感染。术后 4 天病情稳定出院。术后 2 周，患者因视力明显下降，于眼科检查，ODV：光感/80cm，Jr7 不可见。OSV：手动/10cm（红绿色觉可，光定位准确），Jr7 不可见。右眼眼底网膜牵拉脱离，可见新生血管膜，血管闭锁，左眼玻璃体积血，眼底窥不清。诊断：双眼糖尿病性视网膜病变（右眼Ⅵ，左眼玻切术后）、右眼新生血管性青光眼、左眼玻璃体积血。行右眼玻切＋剥膜＋眼内光凝＋重水＋气液交换＋硅油填充＋视网膜脱离复位术，术后随访 1.5 年，视力极差，ODV：手动/眼前（红绿色觉无，光定位不准确），Jr7 不可见。OSV：0.02（红绿色觉可，光定位准确），Jr7 不可见。

病例分析

糖尿病合并妊娠 white 分级标准。A 级：GDM。GDMA1：只需单纯饮食治疗即可把血糖控制在正常范围；GDMA2：需要用胰岛素治疗才能把血糖控制在正常范围。B 级：糖尿病发病年龄≥20 岁，病程＜10 年。C 级：发病年龄 10～19 岁，或病程达 10～19 年。D 级：发病年龄＜10 岁，或者病程≥20 年，或眼底有背景性视网膜病变。F 级：糖尿病性肾病。R 级：眼底有增殖性视网膜病变或玻璃体出血。H 级：冠状动脉粥样硬化性心脏病。T 级：有肾移植史。其中，white F 级的糖尿病肾病妇女，孕前尿蛋白小于

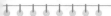
1g/24h，不伴有肾功能损伤者，肌酐清除率大于90mmol/min，在严密监测下可以妊娠；妊娠前经过控制血压大于150/100mmHg或肾功能异常者不宜妊娠；较严重的肾功能不全患者（血清肌酐＞265μmol/L），或肌酐清除率＜50ml/（min·1.73m²）时，妊娠可对部分患者的肾功能造成永久性损伤。white R 级者，孕前或孕早期接受过激光凝固治疗的增殖性视网膜病是可以妊娠的；未经治疗的 white R 级患者不易妊娠。

针对1型糖尿病的管理：

（1）应在受孕前进行如下准备：①全面检查，包括血压、心电图、眼底、肾功能，以及 HbAlc。②使用胰岛素严格控制血糖，加强血糖监测。餐前血糖控制在 3.9～6.5mmol/L，餐后血糖在 8.5mmol/L 以下范围，HbAlc 控制在 7.0% 以下。孕前良好的血糖管理有助于减少胎儿畸形和新生儿死亡。

（2）妊娠期间糖尿病的管理：①应尽早明确诊断，尽早按糖尿病合并妊娠的诊疗常规进行管理，1～2周就诊一次。②根据孕妇的文化背景进行有针对性的糖尿病教育。③妊娠期间的饮食控制标准应既能保证孕妇和胎儿能量需要，又能维持血糖在正常范围，而且不发生饥饿性酮症，尽可能选择低升糖指数的碳水化合物。对使用胰岛素者，要根据胰岛素的剂型和剂量来选择碳水化合物的种类和数量。应实行少量多餐制，每日分5～6餐。④鼓励尽量通过血糖自我监测抽查空腹、餐前血糖，餐后2h 血糖及尿酮体。有条件者每日测定空腹和餐后血糖4～6次。血糖控制的目标是空腹，餐前或睡前血糖3.3～5.3mmol/L，餐后2h 血糖≤6.7mmol/L，HbAlc 尽可能控制在6.0% 以下。⑤尿酮阳性时，应检查血糖，如血糖正常，考虑饥饿性酮症，及时增加食物摄入，必要时在监测血糖的情况下静脉输入适量葡萄糖。若出现酮症酸中毒，按酮症酸中毒治疗原则处理。⑥血压应该控制在 130/80mmHg 以下。⑦每 3 个月进行一次肾功、眼底和血脂检测。⑧加强胎儿发育情况的监护，常规超声检查了解胎儿发育情况。⑨分娩方式：血糖控制得当，无特殊情况可经阴道分娩，但如合并其他的高危因素，应进行选择性剖宫产或放宽剖宫产指征。⑩分娩时和产后加强血糖监测，保持良好的血糖控制。

持续皮下胰岛素输注（continuous subcutaneous insulin infusion，CSⅡ）：也称胰岛素泵治疗，是采用人工智能控制的胰岛素输入装置，通过持续皮下输注胰岛素的方式，模拟胰岛素的生理性分泌模式从而控制高血糖的一种胰岛素治疗方法。CSⅡ更有利于 HbAlc 控制和生活质量的提高，减少严重低血糖的发生风险。CSⅡ治疗模式适合每天多次胰岛素注射方案控制不佳的 T1DM，尤其是血糖波动大，反复发生酮症酸中毒，频繁的严重低血糖和（或）低血糖昏迷及"黎明现象"明显的患者。胰岛素泵治疗时可选用的胰岛素为短效胰岛素或速效人胰岛素类似物，中效胰岛素、长效，以及预混胰岛素不能用于 CSⅡ治疗。

糖尿病患者微血管病变主要发生在视网膜及肾脏，是致盲、肾功能衰竭及死亡的主要原因。妊娠期糖尿病的大多数病例中胰岛素抵抗是短暂的，这些女性孕期发生糖尿病视网膜病变（Diabetic retinopathy，DR）的风险低。2 型糖尿病合并妊娠早孕期 DR 的发生率是 14%，1 型糖尿病合并妊娠早孕期 DR 的发生率是 34% ~ 72%，妊娠女性 DR 的进展速度大约是非妊娠女性的 2 倍。妊娠是 DR 的独立危险因素，妊娠期其他促进 DR 进展的危险因素与一般糖尿病患者群相同，如血糖控制不良，糖尿病病程长短、高血压等。澳大利亚国家健康与医学研究委员会推荐对不合并 DR 的糖尿病患者每 2 年（非原住民）或每年（原住民）做一次 DR 筛查，发现 DR 者增加检查频率并看眼科医生。重度增殖性视网膜病变或更

笔记

严重的病情需要激光治疗，待病情稳定后再受孕。早孕期应进行眼底检查，如发现重度增殖性视网膜病变或更严重的病情可激光治疗。目前缺乏妊娠期 DR 的治疗规范，推迟治疗和密切观察可能是合理的。注射治疗对胎儿发育的影响尚不清楚，因此注射治疗对妊娠期胎儿的作用仍有争议。妊娠中、晚期的随访取决于早孕期检查中检测到的 DR 水平。除非存在明显的混杂危险因素，如血糖控制不良，否则在大多数情况下，在妊娠早期没有 DR 迹象的孕妇中，推迟进行后续检查也是合理的。对于有其他重要危险因素的妇女，如糖尿病、高血压、高糖化血红蛋白或怀孕期间糖化血红蛋白预期显著下降的妇女，可能需要在孕中期的后段进行复查。分娩后，DR 进展的风险持续增加 6～12 个月，在此期间，妇女应继续密切监测，然后恢复标准的 DR 随访。

病例点评

糖尿病视网膜病变（diabetic retinopathy，DR）是糖尿病慢性并发症之一，妊娠是 DR 加重的危险因素之一。妊娠期间血液流变学、代谢、激素、心血管及免疫系统的改变可促使视网膜疾病的发生或恶化。妊娠期间 DR 加重的危险因素有：糖尿病病程、糖化血红蛋白（HbAIc）、血压等代谢性指标的控制、妊娠前 DR 的严重程度、吸烟等。其中，妊娠前 DR 的严重程度是主要的危险因素。增殖性糖尿病视网膜病变（proliferative diabetic retinopathy，PDR）在妊娠期间恶化的风险很高，产后消退可能性小。

严格的血糖控制可使 DR 进展速度下降 50%。应在计划妊娠前、孕早期尽早进行严格的血糖控制，以降低 DR 在妊娠期间发生、恶化的风险。

糖尿病相关知识的健康教育是治疗糖尿病的重要环节，需患者本人的积极配合。部分患者血糖控制不好的原因在于对糖尿病可导致一系列妊娠期并发症的知识不甚了解，不清楚血糖控制良好的重要性而没有配合监测血糖及治疗。因而需强调：在孕前对糖尿病女性及其家庭成员进行健康教育（从确诊糖尿病时起，就应向患病女性讲解孕前血糖控制的益处、血糖水平对妊娠的影响，以及采取避孕措施的必要性。对计划妊娠的糖尿病女性进行宣教，确保对糖尿病患者的产前检查是在具备相应条件的医院进行），以降低母胎不良妊娠结局的风险；强调在对糖尿病女性的健康教育中，避免非计划妊娠十分关键；向计划妊娠的糖尿病女性告知相关信息：患糖尿病的时间越长妊娠风险越大，孕前把血糖控制理想，血糖控制目标，血糖监测，治疗糖尿病的药物（包括胰岛素），以及糖尿病并发症的药物需要在孕前和孕期重新评估，糖尿病孕妇需增加产前检查的次数等；对 1 型糖尿病患者注意检测血酮，以及时发现酮症酸中毒。

对于糖尿病妇女，应在计划妊娠或明确妊娠时进行一次眼底检查，了解视网膜情况，并评价可能加重或促进视网膜病变进展的危险因素。必要时可采取相应治疗减少视网膜病变加重的危险。妊娠期应密切随访眼底变化，直至产后 1 年。良好的血糖控制可避免病情发展。

目前针对 PDR 则以激光光凝术、玻璃体切除术、抗 VEGF 药物玻璃体腔内注射治疗。除激光光凝治疗可在妊娠期使用外，其他治疗方法均缺乏妊娠期间安全使用的证据。

若孕妇出现母儿合并症，血糖控制不满意，伴血管病变、合并重度子痫前期、严重感染、胎儿生长受限及胎儿窘迫，需在严密监护下适时终止妊娠；无合并症的 1 型或 2 型糖尿病孕妇，应在 39 周前终止妊娠；糖尿病不是剖宫产的指征，糖尿病也不是前次剖宫产后本次阴道试产的禁忌证。但糖尿病伴微血管病变及其他产科指征，如怀疑巨大胎儿、胎盘功能不良、胎位异常等产科指征者，可考虑剖宫产。妊娠期血糖控制不理想，胎儿偏大或既往有死胎、死产史者，应适当放宽剖宫产手术指征。临产时孕妇情绪紧张及疼痛可使血糖水平波动，血糖较难控制，胰岛素用量不易掌握。在分娩过程中应监测末梢血糖，血糖水平应维持在 4 ~ 7mmol/L。若血糖无法维持在 4 ~ 7mmol/L，则需静脉滴注葡萄糖和胰岛素。同时，产程不宜过长，否则增加酮症酸中毒、胎儿缺氧及感染的风险。

本例患者虽孕前增殖期视网膜病变已接受治疗，但孕前及孕早期血糖控制未达标，仍为不适宜妊娠病例，尽管孕中晚期积极控制血糖，病情进展明显，致产妇视力预后不良。因此，对于妊娠合并 T1DM 视网膜病变，需内分泌科、眼科和产科多学科团队协作，从孕前计划妊娠开始适时胰岛素泵平稳调控血糖，预防酮症酸中毒、低血糖和感染的发生，孕期严密监测母胎情况并适时终止妊娠，可改善母儿预后。

参考文献

1. 曹泽毅. 中华妇产科学（第3版）. 北京：人民卫生出版社，2014，571.

2. 中华医学会糖尿病学分会. 中国 1 型糖尿病诊治指南. 北京：人民卫生出版社，2013.

3. Morrison J L, Hodgson L A, Lim L L, et al. Diabetic retinopathy in pregnancy：a review. Clin Exp OpHthalmol，2016，44（4）：321 – 334.

4. American Academy of OpHthalmology Retina/Vitreous Panel. Preferred Practice Pattern? Guidelines. Diabetic Retinopathy. San Francisco，CA：American Academy of OpHthalmology，2014.

（唐学磊　金华　编写）

妊娠期消化系统疾病

012 妊娠合并急性胰腺炎两例

📋 病历摘要

病例一

患者女性，20岁，孕1产0，孕10^{+2}周。ALT 79U/L，AST 39U/L，孕12^{+5}周 ALT 44U/L，此后复查转氨酶大致正常。停经20周自觉胎动至今，自诉唐氏筛查提示低危。孕23$^+$周筛畸胎儿未见明显异常，患者孕25$^+$周 OGTT 4.48 - 6.87 - 5.03mmol/L，糖化血红蛋白4.4%。患者否认高血压病史，孕13$^+$周产检血压123/86mmHg，孕

16 周血压 129/93mmHg，孕 19⁺周血压 142/85mmHg，孕 23⁺周血压 124/89mmHg，自行在家监测血压波动在（125～130）/（81～95）mmHg。孕 31⁺周血压 130/94mmHg。孕 27⁺周眼底提示高血压眼底改变。2018 – 4 – 25 外院产检化验提示乳糜血，嘱控制饮食，监测血压。

2018 – 4 – 29 下午进食凉皮后，突发胃隐痛（23:00），持续性不缓解，后转移至后背两侧。伴恶心，伴呕吐 1 次，为胃内容物，排便 2 次，为稀便。2018 – 4 – 30，2:50 就诊于外院，T 37℃，P 79 次/分，BP 123/84mmHg，血常规 WBC 15.41 × 10⁹/L，GR 84.5%，PLT 261 × 10⁹/L，生化及凝血因乳糜未检测，考虑诊断胃肠炎，不除外胰腺炎，建议患者于我院继续就诊。

患者于 2018 – 4 – 30（7:00）就诊于我院内科急诊，体温 37.5℃，心率 107 次/分，血压 114/76mmHg，脉氧 97%。查体中上腹压痛（+）。多项抽血因严重乳糜血结果测不出，血常规：WBC 15.59 × 10⁹/L，GR% 86.2%，PLT 274 × 10⁹/L，CRP 25mg/L；生化：TP 129.5g/L，GLB 94.4g/L，A/G 0.37，Na 120.2mmol/L，K 3.21mmol/L，Cl 91mmol/L，AMY 522U/L；血气：pH 7.417，PCO₂ 25.70mmHg，PO₂ 109.80mmHg，K⁺ 2.93mmol/L。

胎心监护： 胎心基线 160～170bpm，变异中等，加速满意。床旁胸片：双肺斑点小片影，炎症可能；右侧胸腔积液不除外；右膈抬高。腹部 MRI 考虑急性胰腺炎伴急性胰周液体积聚可能，予禁食、禁水、静脉补液、抗炎及止吐，补钾等对症治疗，地塞米松促胎肺成熟，下病重通知，汇报院总值班（10:50），妇产科，消化科，普外科，ICU 等科室会诊：考虑患者急性胰腺炎（脂源性?），病情危重，不宜继续妊娠，收入院行剖腹产后转入 ICU 进一步治疗。

体格检查：体温 36.8℃，脉搏 140 次/分，血压 151/90mmHg，血氧饱和度 98%，身高 164cm，孕前体重 65 公斤，孕后体重 80 公斤。一般情况差，被动体位，痛苦面容，心率 140 次/分，各瓣膜未闻及杂音，双肺呼吸音粗，叩清音，未闻及干湿啰音，腹膨隆，全腹部压痛反跳痛明显，肌紧张不明显，浮肿（－）。

产科检查：宫高：30cm，腹围：108cm，胎位：枕左前位，胎心：160 次/分，先露部：浅，宫缩：无，骨盆测量：患者腹痛明显，被动体位，无法测量，消毒内诊：宫颈未消，质中，先露 S－3。

辅助检查：血常规（2018－4－30，7:43）：WBC 15.59×10⁹/L，GR% 86.2%，PLT 274×10⁹/L，CRP 25mg/L；生化（2018－4－30，7:54）：TP 129.5g/L，GLB 94.4g/L，A/G 0.37，Na 120.2mmol/L，K 3.21mmol/L，Cl 91mmol/L，AMY 522U/L（乳糜血）。血气（2018－4－30，12:13）：pH 7.417，PCO_2 25.70mmHg，PO_2 109.80mmHg，K^+ 2.93mmol/L。DIC 初筛（2018－4－30，13:32）：Fbg 4.25g/L，FDP 5.10mg/L，备注严重乳糜血，部分项目无法检测。

胸片（2018－4－30，本院）：双肺斑点小片影，炎症可能，请结合临床；右侧胸腔积液不除外；右膈抬高。心电图（2018－4－30，本院）：极度心动过速，PR 间期缩短，ST－T 段异常。腹部 MRI（2018－4－30，本院）：胰腺及胰周改变，考虑急性胰腺炎伴急性胰周液体积聚可能，请结合临床实验室检查，建议复查；右肾盂增宽，请结合临床。

入院诊断：妊娠 31⁺⁵ 周，孕 1 产 0，枕左前位，中重型胰腺炎，低钾血症，低钠血症，双侧肺炎，右侧胸腔积液，慢性高血压合并妊娠。

入院后诊疗情况：考虑患者病情危重，请内科、消化科、心内科会诊，汇报科主任、院总值班、医务处。持续心电监护，面罩吸

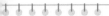

氧，留置尿管，记出入量，禁食、禁水。开放三条静脉通路，积极补液扩容及抗感染治疗，纠正电解质紊乱，予胃肠减压，及胃管内注射氯化钾补钾治疗。纠正全身状况后，于局麻＋全麻下行子宫下段剖宫产术＋腹腔引流术＋肠粘连松解术。手术取耻骨上2cm纵切口12cm，腹部脂肪厚，腹腔内见大量灰白色液体约200ml。行剖宫产术，新生儿1分钟评7分（心率、呼吸，肌张力各减1分），5分钟、10分钟Apgar评分9分（呼吸各减1分）。请外科三线、二线医师上台。沿下腹正中切口左侧绕脐向上顺延15cm，探查可见腹腔内灰白色浑浊渗液，大网膜及局部胃壁水肿，表面可见浑浊渗液附着。考虑胰腺炎症渗出所致，沿十二指肠降段左侧切口后腹膜，锐性钝性结合，分离暴露十二指肠降段和胰腺头部钩突后部，局部组织间隙内水肿，大量灰白色浑浊渗液渗出。切开胃结肠韧带，进入小网膜囊，小网膜囊内可见大量脓性渗液，吸净脓液，可触及胰腺水肿增大。分别于胰头后部、winslow孔、腹腔左侧结肠旁沟至盆腔、胃结肠韧带切口处小网膜囊放置腹腔引流管。手术顺利，术中患者血压脉搏平稳，出血300ml，尿量300ml，腹腔内见灰白色液体共约700ml，色清。术毕血压140/79mmHg，脉搏140次/分，插管转入ICU病房。

转入ICU后：①原发病方面：予禁食、禁水、抑酸、抑酶、通腑等对症治疗，待引流量减少后逐渐拔除腹腔引流管。于2018 - 5 - 10开始少量进水，并逐渐过渡流食、半流食，患者无再发腹痛等不适，多次监测淀粉酶无再升高。②血脂方面：患者入院后持续乳糜血，生化提示血脂明显升高以甘油三酯升高为主，予力平之降脂治疗，并予持续床旁血滤清除甘油三酯，每日复查血脂逐步下降。③产科方面：术后予缩宫素治疗，并予维生素 B_6 口服及芒硝外敷回奶治疗。④感染方面：腹腔引流液培养提示荧光假单胞菌、少动鞘氨醇单胞菌，调整抗生素为舒普深、替加环素联合阿米卡星治疗，感染指标逐渐下降。后转入消化科继续治疗，如期出院。

病例二

青年女性，29岁，孕1产0。患者2016-9-21晚餐进食油腻食物后出现持续腹痛，无发热，伴恶心、呕吐胃内容物2次，急诊就诊我院内科，查血常规提示 WBC 19.08×10^9/L，CRP 71mg/L，P2+P3+AMY 提示乳糜血（严重乳糜），GLU 6.3mmol/L，AMY 596U/L，考虑"急性胰腺炎"转入急诊抢救室进一步诊治，予补液、抗炎、抑酸治疗等，内科B超提示胰腺体积增大，胆囊息肉，肝周、胰周、脾周积液。同时予静点硫酸镁保胎治疗，因宫缩无法抑制，改安宝静点保胎治疗，患者心率升至150次/分，停安宝保胎。发病以来患者体温最高38.5℃，经治疗后体温逐渐恢复，现体温为36.8℃。近两日未排气排便，较腹胀，今晨查血气提示血氧分压为54.9mmHg，吸氧（5L/min）复查血氧分压为101mmHg，氧合指数小于300mmHg，经全院会诊，考虑患者急性胰腺炎合并急性肺损伤可能，收入院。

体格检查： 体温36.7℃，脉搏112次/分，呼吸22次/分钟，血压110/70mmHg，氧饱和度100%，腹软，腹胀，剑突下压痛（+），反跳痛（-），肝区无压痛，无反跳痛及肌紧张，Murphy's征阴性，移动性浊音阴性，肠鸣音弱2次/分。宫缩：未及，子宫无张力，无压痛。胎心140次/分，浮肿（-）。内诊：宫颈未消，质中，中位，S-2，无阴道流水流血。

辅助检查： 血气（2016-9-23，我院）：PCO_2 32.1mmHg，PO_2 101mmHg，ABE -5.3mmol/L。P2+P3+AMY（2016-9-23，我院）：GLU 13.84mmol/L，AMY 280U/L，K^+ 4.09mmol/L。血常

规（2016 - 9 - 22，我院）：WBC 19.08 × 10⁹/L，GR 43.3%，CRP 71mg/L。DIC（2016 - 9 - 22，我院）：Fbg 4.94g/L，D - 二聚体 2.1μg/ml。

产科 B 超：（2016 - 9 - 22，我院）胎位：头位，羊水深度 5.2cm，S/D 2.5，胎心搏动可见，胎盘位置：后壁。内科 B 超（2016 - 4 - 17，我院）：胰腺体积增大，胆囊息肉，肝周、胰周、脾周积液。

入院诊断：妊娠 32⁺³周，孕 1 产 0，头位，妊娠合并急性胰腺炎，妊娠合并急性肺损伤？妊娠合并胆囊息肉。入院后诊疗情况：患者转入我科后，一般情况好转，精神状态好，脉氧100mmHg，复查血气血氧分压94mmHg，计算氧合指数为324mmHg，考虑急性胰腺炎轻型，病情较稳定，妊娠 32⁺³周，孕周偏小，转入 ICU 进行急性胰腺炎对症支持治疗，转入 ICU 后，胰腺炎方面，予禁食、禁水、持续胃肠减压、善宁、乌司他丁抑酶、力平之降脂、舒普深抗感染及对症降糖、补钾、补钠治疗，患者腹痛缓解，淀粉酶降至正常，复查腹部超声提示腹腔积液较前有所减少，胰腺较前缩小，可进食米汤；住院期间因有不规律宫缩同时予硫酸镁保胎，地塞米松促肺成熟治疗，胰腺炎治愈出院。后妊娠35⁺⁵周，早产一男婴，2850g，自然分娩过程顺利。

病例分析

妊娠合并急性胰腺炎是妊娠期严重合并症，国外文献报道发病率为 1/12000 ~ 1/1000，是妊娠合并外科疾病中死亡率最高的疾病，孕妇和围产儿的病死率分别为 37% 和 11.0% ~ 37.9%，以妊娠晚期发病率最高。胆源性占妊娠合并胰腺炎的 65.2% ~ 68.0%。妊娠期雌激素增加可使血液中胆固醇浓度增高；而在胆汁中胆固醇较胆汁酸、胆盐、磷脂明显增多，最终导致胆汁内的胆盐、胆固醇及卵磷脂比例失调。另外，孕激素的增加使胆囊平滑肌松弛，胆道张力下降致胆囊排空时间延长；同时妊娠中晚期增大的子宫挤压胰腺、压迫胰腺导管导致其内压升高，同时又可压迫胃、十二指肠，使十二指肠液反流入胰管，激活胰酶。以上病因相互作用，使形成的胆固醇结晶嵌顿在胆总管或胰管，胆汁逆流至胆囊管或胰管激活无活性的胰蛋白酶原，从而损伤胰腺组织，继发急性胰腺炎。近年来，高脂血症性胰腺炎的发病率有急剧升高的趋势，有报道可高达56%。高脂血症性胰腺炎与血清甘油三酯（triglyceride，TG）水平显著升高密切相关，妊娠期肝脏合成甘油三酯和极低密度脂蛋白增加，加之妊娠过程中过量的高蛋白和高脂肪饮食，导致血清甘油三酯和胆固醇显著升高，至妊娠晚期达高峰。血脂在胰腺微血管中被脂肪酶水解，释放大量游离脂肪酸，直接对胰腺腺泡细胞产生毒性；血脂升高还可使胰腺血管被凝聚的血清脂肪颗粒栓塞，腺泡细胞发生急性脂肪浸润，引起胰腺微循环障碍，使胰腺缺血坏死，导致胰腺炎及多器官损伤。妊娠期高甘油三酯血症性胰腺炎发生率低于胆源性胰腺炎，但由于病情较重，其母儿死亡率明显高于后者。此外，AP的病因还包括：急性脂肪肝、高钙血症、甲状旁腺功能亢进、多胎、多次妊娠、妊娠剧吐、血栓性血小板减少性紫癜、酒精中毒、感染及药物、子痫前期等。

　　根据病情严重程度，AP分为以下三型：①轻症急性胰腺炎（mild acute pancreatitis，MAP）：占AP的多数，不伴有器官功能衰竭及局部或全身并发症，通常在1~2周内恢复，病死率极低。②中重症急性胰腺炎（moderately severe acute pancreatitis，MSAP）：伴有一过性（≤48h）的器官功能障碍。早期病死率低，后期如坏

笔记

死组织合并感染，病死率增高。③重症急性胰腺炎（severe acute pancreatitis，SAP）：占 AP 的 5%～10%，伴有持续（＞48h）的器官功能衰竭。SAP 早期病死率高，如后期合并感染则病死率更高。器官功能衰竭的诊断标准依据改良 Marshall 评分系统，任何器官评分≥2 可定义存在器官功能衰竭（表 1）。

表 1　改良 Marshall 评分系统

器官或系统	评分				
	0	1	2	3	4
呼吸（PaO_2/FiO_2）	＞400	301～400	201～300	101～200	≤101
肾脏					
（血肌酐，μmol/L）	≤134	134～169	170～310	311～439	＞439
（血肌酐，mg/dl）	≤1.4	1.4～1.8	1.9～3.6	3.6～4.9	＞4.9
心血管（收缩压，mmHg）	＞90	＜90 可补液纠正	＜90 不可补液纠正	＜90 pH＜7.3	＜90 pH＜7.2

非机械通气的患者，FiO_2 可按以下估算

吸氧（L/min）	FiO_2（%）
室内空气	21
2	25
4	30
6～8	40
9～10	50

恶心、呕吐、上腹疼痛为妊娠合并急性胰腺炎的三大症状，可伴有发热、黄疸、休克和消化道出血。多数患者表现为上腹部疼痛，进食后加重，弯腰时减轻。疼痛多位于中上腹部偏左，腰背部有放射痛。当胰液外溢累及腹膜、肠系膜可发生急性局限性或弥漫性腹膜炎。90% 以上的患者有恶心、呕吐，并可吐出胆汁，呕吐后疼痛症状不减轻，严重者可因肠麻痹而持续性呕吐，有明显的压痛和反跳痛。此外若伴有发热、休克、黄疸、消化道出血等症状，强

烈预示有出血坏死性胰腺炎存在。由于胰腺位置较深，增大子宫的掩盖，胰腺炎体征常不典型；胰腺炎性渗液可以直接激惹子宫引起宫缩，掩盖上腹痛表现，误认为孕妇临产或早产。SAP 时，由于弥漫性腹膜炎，致子宫张力高，体部压痛，可能会诊断为宫内感染或胎盘早剥，而忽略了不明显的上腹部体征。检查过程中，中上腹压痛、反跳痛、肌紧张、腹部膨隆、胀气、听诊肠鸣音减弱或消失；少数患者有板状腹，两侧肋缘下部皮肤呈暗灰蓝色，脐周围皮肤呈青紫色。妊娠早期合并急性胰腺炎以消化道症状为主，孕中晚期孕妇以腹痛为主。随着孕妇负担的加重，疾病的风险也加重。淀粉酶是诊断胰腺炎的重要依据，但特异性差。血清淀粉酶增高 > 500U（Somogyi 法）（正常值 40 ~ 180U），血清淀粉酶超过正常值的 5 倍即可确诊为本病。一般发病后 2 ~ 12 小时开始升高，24 小时达高峰，48 ~ 72 小时后开始下降，持续 3 ~ 5 天。尿淀粉酶在发病后 12 ~ 24 小时开始升高，当 > 250U（Winslow 法）时，有临床意义（正常值 8 ~ 32U）。血清淀粉酶正常时并不能排除诊断，因为胰腺广泛坏死时，此酶可不增高，另外血脂增高致血清混浊，影响其检测结果，此时检查尿淀粉酶可能更有意义。脂肪酶常在起病后 4 ~ 8 小时内活性升高，24 小时达峰值，持续 10 ~ 15 天，其灵敏度和特异性均优于淀粉酶。脂肪酶多与淀粉酶平行升高，与脂肪酶联合测定，可使妊娠合并急性胰腺炎诊断的敏感性和特异性、诊断准确率大大提高。血清三酰甘油通常升高至妊娠晚期达到顶峰，当 TG 高于 11.3 ~ 22.6mmol/L 时可直接诱发急性胰腺炎。影像学检查：B 超检查见胰腺体积增大，实质结构不均。对胰腺肿大、脓肿及假性囊肿有诊断意义，可以了解胆囊、胆道情况。且对胆石症有较好的影像表现，对胎儿影响小，可作为首选。CT 增强扫描检查有助于判断急性胰腺炎的严重程度、附近器官是否累及。可直接反映胰腺肿胀

笔记

程度、有无坏死，但由于具有放射性，对胎儿有潜在致畸风险，孕妇腹部 CT 时，胎儿遭受的辐射剂量可能为 30mGy。2 ~ 8 孕周期间，遭受上述剂量的射线暴露，可能导致流产、胎儿畸形或胎儿精神发育迟缓。8 ~ 15 孕周期间，可能导致胎儿神经、精神发育迟缓，小头。所以在早、中孕期考虑到胎儿的安全，应尽量避免 CT 检查。但进入晚孕期后，随着胎儿的发育完善，CT 对胎儿的影响也随之减小。近几年核磁共振成像（MRI）、磁共振胰胆管造影术（MRCP）已广泛用于产科临床，对妊娠并 SAP 的诊断及指导治疗具有重要的临床意义。在诊断妊娠期胰腺炎时，符合以下 2 条者即可确诊。妊娠合并急性胰腺炎的诊断标准包括：①特征性腹痛；②血清中淀粉酶或脂肪酶升高 3 倍以上，或突然下降至正常但病情恶化；③B 超或 CT 检查示胰腺肿大，质地不均或胰腺外有浸润。

本文选取两例胰腺炎患者，均在不洁饮食、油腻食物后出现持续上腹疼痛，伴有发热、恶心、呕吐，实验室指标提示胰酶明显升高，乳糜血，伴影像学改变。胰腺炎诊断比较典型。

胰腺炎在治疗方面，要根据病情选择个性化治疗方案，治疗原则与一般 AP 基本相同：

1. 非手术治疗

（1）液体复苏及重症监护治疗：液体复苏、维持水电解质平衡和加强监护治疗是早期治疗的重点，由于 SIRS 引起毛细血管通透性增加，血液成分大量渗出，血容量丢失与血液浓缩。首选乳酸林格液复苏，对于需要快速复苏的患者可适量选用代血浆制剂。扩容治疗需避免液体复苏不足或过度，可通过动态监测中心静脉压（CVP）或肺毛细血管楔压（PWCP）、心率、血压、尿量、红细胞比容（HCT）及混合静脉血氧饱和度（SvO_2）等作为指导。

（2）器官功能的维护治疗：①针对呼吸衰竭的治疗：给予鼻导管或面罩吸氧，维持氧饱和度在95%以上，动态监测血气分析结果，必要时应用机械通气。②针对急性肾功能衰竭的治疗：早期预防急性肾功能衰竭主要是容量复苏等支持治疗，稳定血流动力学；治疗急性肾功能衰竭主要采用连续肾脏替代疗法。③其他器官功能的支持：如出现肝功能异常时可予以保肝药物，急性胃黏膜损伤需应用质子泵抑制剂或H2受体拮抗剂。

（3）营养支持：肠功能恢复前，可酌情选用肠外营养；一旦肠功能恢复，就要尽早进行肠内营养。采用鼻腔肠管或鼻胃管输注法，注意营养制剂的配方、温度、浓度和输注速度，并依据耐受情况进行调整。建议间断使用或禁用脂肪乳剂，积极补充液体及电解质（钾、镁、钙离子），以恢复有效循环血量，有休克时应给予羟乙基淀粉或白蛋白或输血浆，密切观察和及时处理其他全身并发症。待症状和体征、血象恢复正常后开始进流食。

（4）抗生素：轻症AP预防性应用抗生素治疗不提倡。在重症病例，大多数学者建议使用广谱高效易透过血胰屏障的抗生素来预防脓毒血症，要充分评估母体用药潜在获益和已知或未知的胚胎/胎儿风险。第三代头孢菌素、哌拉西林等都能有效地通过血胰屏障，故均可作为预防性药物使用。

（5）降低TG水平：禁食和静注5%葡萄糖与胰岛素可使血脂下降，降低复发危险性，但时间不宜过长。此外对经一般治疗后病情仍进行性恶化、持续处于全身炎症反应综合征的患者，可采用连续性静脉–静脉血液滤过联合治疗性血浆置换或双重血浆置换清除细胞因子、炎症介质及血脂。

（6）抑制胰腺分泌：①禁食及胃肠减压可减少胃酸进入十二指肠引起胰腺分泌增加的风险，并可减轻肠胀气及肠麻痹；②抗胰酶的活性药物抑肽酶，可以抑制胰蛋白酶、纤维蛋白酶及酶原的激活因子；③抑制胃酸分泌药物 H2 受体阻滞剂如雷尼替丁、质子泵抑制剂如泮托拉唑等，通过抑制胃酸的分泌减少促胰酶的分泌而使胰酶分泌减少；④其他：生长抑素及其类似品如施他宁、奥曲肽等，能抑制促胰酶的分泌。以上药物均属 FDA 妊娠分级 B 类，对胎儿是否有潜在影响还缺乏循证方面的数据，应用时需慎重，尤其生长抑素类制剂对在孕妇中是否应用目前尚无定论。

在保守治疗 AP 的同时应密切观察胎心率、宫缩及阴道分泌物的变化，并进行胎心监护及 B 超等监护胎儿宫内发育状况。对有早产征象者给予硫酸镁抑制宫缩及地塞米松促胎肺成熟，做好终止妊娠准备。

2. 手术治疗

如积极治疗 48 ~ 72h，病情恶化，影像学提示胰周浸润范围扩大，则采用外科干预治疗，手术指征：①胰腺感染坏死；②腹腔内大量渗出液、腹内压明显增高、迅速出现严重并发症；③合并胰胆管梗阻者。对于妊娠晚期患者，如果经多学科评估，认为胎儿出生后存活的可能性大，即应尽早终止妊娠；孕早、中期患者应加强对胎儿的监测，一旦发现胎儿死亡应及早采取措施。是否终止妊娠需要综合考虑孕妇病情、胎儿发育情况等。终止妊娠的方法一般应选择剖宫产术，如果孕妇已临产、胎儿很小或产程进展很顺利，可考虑经阴道分娩，胎儿窘迫者应及时行剖宫产术分娩抢救胎儿。胆源性 AP 合并胆道梗阻而短期内未缓解者，首选经十二指肠镜下行 Oddi's 括约肌切开取石及胰胆管引流。但理论上存在引起胰腺继发感染的危险，且放射线可能导致胎儿畸形，目前主张在妊娠 28 周后执行。

病例点评

上述两例病例，一例因考虑 MSAP（氧合指数依据改良 Marshall 评分系统≥2），在纠正一般状况及促肺后尽快终止妊娠，处理比较及时。另一例考虑 MAP，妊娠 32^{+3} 周，孕周偏小，维持妊娠，对症支持治疗，同时严密监测各项指标。妊娠合并急性胰腺炎虽然临床少见，但症状重、常为重症 AP，多数为脂源性胰腺炎，并发症多、易反复发作。临床工作中应联合消化内科、外科、产科、儿科及重症医学科等多学科，根据孕妇胰腺炎的类型，以及轻重程度、胎儿成熟情况等制订"个体化"治疗方案。

参考文献

1. Russi G. Severe dyslipidemia in pregnancy：The role of therapeutic apheresis. Transfusion & Apheresis Science，2015，53（3）：283－287.

2. 张华，漆洪波. 妊娠合并急性胰腺炎. 中国实用妇科与产科杂志，2011，27（10）：730－732.

3. 刘淮，黄淑晖. 妊娠合并急性胰腺炎诊断及处理. 中国实用妇科与产科杂志，2011，27（2）：111－115.

4. 王春友，李非，赵玉沛，等. 急性胰腺炎诊治指南（2014）. 中华普通外科学文献（电子版），2015，9（2）：86－89.

5. Cain M A，Ellis J，Vengrove M A，et al. Gallstone and Severe Hypertriglyceride－Induced Pancreatitis in Pregnancy. Obstetrical & Gynecological Survey，2015，70（9）：577－583.

（杨桦　白雪　编写）

妊娠期血栓栓塞性疾病

013　妊娠期肺栓塞一例

病历摘要

　　患者 31 岁，孕 6 产 0，主因"停经 31^{+4} 周，胸憋伴全身水肿 3 天"入院。患者既往胚胎停育 5 次，平素月经规律，5 天/30 天，末次月经 2017 - 7 - 8，于泰国某医院行胚胎移植术，考虑抗磷脂抗体综合征，孕 10 周诊断抗磷脂抗体综合征，给予口服阿司匹林 75mg qd，皮下注射低分子肝素钠 5000U bid 至今。患者当地医院建册，定期产检。孕期尚平顺。现患者妊娠 31^{+4} 周，自诉上感伴全身水肿 2 周，憋气不能平卧，伴全身水肿加重 3 天，就诊当地医院查血压 140/90mmHg，尿蛋白 2+，诊断子痫前期重度，心衰？急诊转入我院。

入院诊断：妊娠 31^{+6} 周、孕 6 产 0、臀位、子痫前期重度、抗磷脂抗体综合征、心功能不全、辅助生育术后、不良孕史、胎儿宝贵。入院后完善相关检查，床旁胸部超声提示双侧胸腔积液。双肺血流灌注显像（图 4）示：左肺下叶背段、后基底段放射性分布缺损，首先考虑为肺栓塞。患者入院后积极控制病情，给予硫酸镁解痉支持治疗等，因"子痫前期重度，心功能Ⅲ～Ⅳ级"行子宫下段剖宫产术分娩一活婴，手术顺利，术后予对症支持治疗。患者术后恢复好，7 天转回当地医院继续就诊。

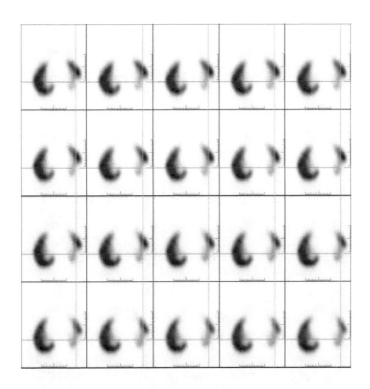

图 4　肺血流灌注显像

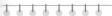 **病例分析**

妊娠合并肺栓塞（pulmonaryembolism，PE）是产科静脉血栓病的最严重的并发症，大量的肺血栓 50% 以上患者都在 30min 内死亡绝大部分来不及抢救，只有从早期认识，预防妊娠合并肺栓塞来减少死亡。英国、美国孕产妇肺栓塞死亡率居孕产妇死亡的首位，妊娠合并肺栓塞为同年龄非孕妇的 7 倍，从年龄分析，40 岁以上有 4 次以上妊娠史的孕产妇，发生妊娠合并肺栓塞的风险是 30 岁以下的初产妇的 20 倍，剖宫产产后肺栓塞的发生率较自然分娩高约 20 倍，手术产、早产、盆腔炎、胎膜早破，以及产后大出血、肥胖等都是静脉血栓和肺栓塞的重要诱因。

PE 患者最常见的肺栓子为血栓，70%～95% 是由于深静脉血栓（deepvenousthrombosis，DVT）脱落后随血循环进入肺动脉及其分支的。原发部位以下肢深静脉为主，盆腔静脉血栓也是妇女肺血栓栓塞（PTE）的重要来源。另外还应该注意，下肢浅静脉炎虽然不能直接产生 PTE，但其中 20% 与 DVT 有密切关系。其他栓子：如有脂肪栓、空气栓、羊水、骨髓、寄生虫、胎盘滋养层、转移性癌、细菌栓、心脏赘生物等均可引起 PE。

PTE 发生后，肺血管被阻塞，随之而来的神经反射、神经体液的作用可引起明显的呼吸生理及血流动力学的改变。栓子大小及其阻塞肺动脉的程度，使其临床表现有轻重缓急之分。患者临床表现缺乏特异性。主要表现如下：①起病突然，患者突然发生不明原因的虚脱面色苍白，出冷汗，衰弱，突然呼吸困难者 82%，胸痛 49%，咳嗽 20%，晕厥 14%，咯血 7%。②脑缺氧症状：患者极度焦虑不安、恐惧、淡漠、倦怠、恶心、抽搐和昏迷。③急性疼痛：

胸痛、肩痛颈部痛、心前区及上腹痛。体征大的动脉栓塞可发生急性右心衰竭的症状，甚至突然死亡。如已知存在深层静脉血栓形成，诊断肺栓塞并不困难，可是常常缺乏局部体征，何况栓子还可来自盆腔的某一隐蔽处。肺部 CT 及肺通气/灌注核素扫描是有效的辅助检查手段。为防止静脉血栓形成，对于高危患者可给予小剂量肝素抗凝治疗。

抗磷脂抗体综合征（APS）是指持续性抗磷脂抗体阳性患者出现血管内血栓形成和（或）病态妊娠等一组临床综合征，可单独或与其他免疫性疾病同时出现。1992 年，Asherson 等首先对灾难性 APS（CAPS）进行描述，其特点为多发小血管血栓形成，短期内进展为多器官功能障碍综合征，坏死组织释放炎性因子引起系统性炎性反应综合征。CAPS 起病隐匿，进展迅速，病死率高，临床上需高度重视。2012 年悉尼诊断标准：①有 CAPS 病史或抗磷脂抗体，如狼疮抗凝物（LA）、抗心磷脂抗体、抗 β2 糖蛋白抗体持续阳性。②各器官受累时间 < 1 周。③有小血栓形成的组织病理学证据。④多器官血栓和（或）小血栓形成的其他合理解释。确诊 CAPS 需符合上述所有标准，四项标准中仅有 2 个器官和（或）组织受累、缺少至少相隔 6 周的实验室证据，符合①、②、④项，符合①、③、④项，尽管予抗凝治疗，第 3 个器官或系统受累发生在 1 周 ~ 1 个月内者应考虑 CAPS 可能。

本例患者病例特点如下：①有 5 次不明原因胎停育史，狼疮抗凝物、抗 β2 糖蛋白抗体均阳性。②在短时间内（2 周）出现多个器官受累表现，包括肺栓塞、心功能Ⅳ级、大量尿蛋白等。符合①、③、④项诊断标准，但病变发生于 2 周内，故诊断可疑 CAPS。感染、外伤、恶性肿瘤等均可能诱发 CAPS。该患者在发病前 2 周上感，可能为 CAPS 诱发因素，使患者在低分子肝素抗凝治疗过程中发生肺栓塞。

病例点评

虽然妊娠合并肺栓塞发病率只有 0.09%～0.70%，但是未治疗的患者死亡率高达 12.9%，孕期、产褥期于高凝状态的生理条件，加之可能伴随各种肺栓塞的高危因素，使临床医师在孕产妇管理过程中尤其需要提高重视程度，详细询问病史，采取积极的保健措施。发现可疑病例，积极寻找诊断依据，一旦诊断明确，与内科医师合作，立即开始抗凝溶栓治疗，方可以获得较好的预后。

参考文献

1. Asherson R A. The catastropHic antiphospholipid syndrome. J Rheumatol，1992，19（4）：508 － 512.
2. Konstantinides S V, Torbicki A, Agnelli G, et al. Corrigendum to：2014 ESC Guidelines on the diagnosis and management of acute pulmonary embolism. Eur Heart J, 2015, 36（39）：2666.

（唐学磊　刘娜　编写）

妊娠合并血液系统疾病

014. 妊娠合并遗传性球形红细胞增多症，溶血性贫血一例

病历摘要

患者，23岁，因"停经18^{+6}周，中度贫血4$^+$月"于2017-8-9入院。患者核对孕周无误。孕16$^+$周唐氏筛查1:531，无创DNA检查低风险。患者既往"溶血性贫血"，孕早期于某医院就诊：血常规+网织红细胞：血红蛋白103g/L，红细胞压积27.3%，网织红细胞百分比17.91%；总胆红素49.0μmol/L，直接胆红素

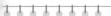

13.0μmmol/L，间接胆红素 22.5μmmol/L；CD55＋、CD59＋占中性粒细胞正常，CD55＋、CD59＋占红细胞正常，CD24 正常，FLEAR 正常；血浆游离血红蛋白 3.4mg/ml；Coombs 试验阴性，红细胞透性试验正常；细胞学形态：红细胞大小不等，球形红细胞 3%，血小板形态及数量大致正常；葡萄糖 - 6 - 乳酸脱氢酶正常。孕 15⁺周收入院评估，血常规：血红蛋白：92g/L，红细胞压积 27.2%，网织红细胞百分比 15.61%；凝血功能正常；末梢红细胞形态：轻度大小不等，球形红细胞、椭圆形红细胞、嗜多红细胞轻度增多；贫血系列正常，铁蛋白 420.00ng/ml；病毒、免疫阴性；内科彩超：脾大，长 18.6cm，厚约 6.1cm；请血液科会诊，不排除遗传性球形红细胞增多症，自身免疫性贫血，建议完善家族遗传疾病筛查，患者母亲、父亲、弟弟在某医院行家族筛查，均无异常。既往 2013 年因"眼巩膜发黄、脾大"就诊于某医院，考虑诊断为"溶血性贫血"，自诉血红蛋白正常，未治疗；2014 年行腹腔镜下胆囊结石保胆术，脾大未处理。入院查体生命体征平稳，脾大平脐，宫底平脐，胎心 142 次/分。

入院诊断：妊娠 18⁺⁶周，孕 1 产 0，溶血性贫血，妊娠合并贫血（轻度），脾大，腹腔镜下胆囊结石保胆术后。

入院后完善相关检查：血常规 + 网织红细胞计数（2017 - 8 - 11）：白细胞 13.06×10⁹/L，中性粒细胞百分比 82.5%，红细胞 3.19×10¹²/L，血红蛋白 103g/L，红细胞压积 30.1%，红细胞体积分布宽度 20.30%，红细胞体积分布宽度 68.10fL，网织红细胞绝对值 0.5027×10¹²/L，网织红细胞百分比 15.76%，高荧光强度网织红细胞 9.9%；末梢红细胞形态：轻度大小不等，球形红细胞、椭圆形红细胞、嗜多红细胞轻度增多；尿常规：尿胆红素：阴性，尿胆原阴性。血清铁 + 总铁结合力（2017 - 8 - 11）：血清铁

35.70μmol/L，总铁结合力 52.22μmol/L，未饱和铁结合力 16.52μmol/L；DIC 初筛（2017 - 8 - 11）：正常范围；生化 P2 + P3（2017 - 8 - 11）：肌酐 46.9μmol/L，尿素氮 2.36mmol/L，直接胆红素 14.01μmol/L，间接胆红素 27.08μmol/L，钠 136.9mmol/L，乳酸脱氢酶 298U/L，肌酸激酶 10U/L。

肝胆胰脾双肾 B 超（2017 - 8 - 15，本院）：脾厚约 6.5cm，长约 18.6cm，脾实质回声均匀，脾下极达脐上约 2cm 处，脾门处脾静脉宽约 0.9cm，提示：脂肪肝、脾大。

全院会诊意见：患者青年女性，23 岁，孕 20 周，自幼贫血，有胆结石病史，网织红细胞升高、间接胆红素升高，超声提示脾明显增大，结合患者病史、查体及辅助检查，目前诊断溶血性贫血、血管外溶血明确。血管外溶血具体原因待查，目前考虑遗传性红细胞形态异常、自身免疫性溶贫可能性大，但患者无遗传病家族史，且球形红细胞不足 20%，又不完全支持遗传性红细胞形态异常诊断；而自身免疫性溶贫可能因感染诱发、但脾大不常见，且 Coomb's 试验阳性，临床上为排除性诊断，此患者无感染诱因，红细胞自身抗体筛查阴性，不支持该诊断，为进一步明确病因需继续完善基因筛查及丙酮酸激酶活性检查。治疗方面：若为遗传性红细胞形态异常，切除脾为主要治疗措施。该患者脾脏明显增大，肋下 5 指可触及，有脾脏切除指征，现妊娠 20 周，孕期行脾脏切除术需考虑手术对孕妇造成的风险；如果采用保守观察，随妊娠进展，脾脏可继续增大，脾质硬、形态结构异常，以及分娩期腹压增加均可诱发脾破裂，导致腹腔内出血、休克、甚至死亡，由于存在起病急、病情凶险，且有不可预知性，母儿潜在风险均较高。

向患者及家属交代目前病情、继续妊娠及手术治疗的风险，患者及家属表示理解，因顾虑妊娠期行脾切除术或继续妊娠对孕妇的风险，要求放弃此次妊娠，行引产后进一步治疗。遂予以米非司酮50mg bid 口服两天，于2017 - 8 - 17 行依沙吖啶100mg 羊膜腔内注射引产。2017 - 8 - 19 自娩一死婴，引产过程顺利。患者引产后第2 天出院。患者2018 - 1 - 23 于我院普外科行腹腔镜下脾切除术。术前脾大小为4.9cm×18.2cm。术后复查血小板584×10^9/L，予以拜阿司匹林每天一片口服，门诊随诊。

病例分析

溶血性贫血（hemolytic anemia，HA）是指红细胞遭破坏后寿命缩短，而骨髓造血代偿能力不足的一类贫血。溶血性贫血的临床表现各有其特点，主要为贫血及溶血相关症状。由于妊娠期免疫状态改变、激素水平及生理变化（血容量增加、血液稀释、血液高凝状态），使得妊娠合并溶血性贫血并发症增加，且增加其诊断和治疗的难度。

溶血性贫血的分类存在多样化，临床上较为常见的分类是：

1. 红细胞内部异常所致的溶血性贫血：①遗传性血红蛋白病：地中海贫血；②遗传性红细胞内酶缺乏：葡萄糖 - 6 - 磷酸脱氢酶（glucose 6 - pHospHatedehydrogenase，G - 6 - P - D）缺乏症；③遗传性红细胞膜结构与功能缺陷：遗传性球形细胞增多症；④获得性红细胞膜锚连膜蛋白异常：阵发性睡眠性血红蛋白尿。

2. 红细胞外部因素所致的溶血性贫血：①免疫因素：自身免疫性溶血性贫血（温抗体型或冷抗体型）；②化学因素；③感染因素；④物理与机械因素。

遗传性球形细胞增多症（hereditary spherocytosis，HS）是一种红细胞膜蛋白基因异常所致的遗传性溶血性贫血，75% 为常染色体显性遗传和25%常染色体隐性遗传。其临床特征为不同程度的溶血性贫血与球形红细胞增多、间歇性黄疸、脾肿大，常见胆石症。基于血红蛋白水平，网状细胞增多程度和胆红素水平，遗传性球型细胞增多症可分为轻、中、重度。

（1）HS诊断

HS临床表现有贫血症状，实验室检查网织红细胞计数及红细胞平均血红蛋白浓度增加，在外周血涂片见球形红细胞，胆红素及乳酸脱氢酶水平升高，红细胞平均体积降低等，渗透性脆性试验增强。确诊试验为聚丙烯酰胺凝胶电泳分析。

（2）治疗

轻度HS患者不需要治疗；中度患者给予叶酸5mg/d，对症支持治疗并定期观察；重度患者需要频繁的血液学监测和脾切除。有研究表明，大部分遗传性球形红细胞增多症不增加妊娠期并发症，只有约1/3未进行脾切除的HS孕妇会出现严重并发症，如溶血危象，所以脾切除对于患有HS的女性来说至关重要，妊娠前应先行脾切除手术。妊娠期合并HS首选孕中期行脾切除，多数学者推荐首选腹腔镜，因术后疼痛和肠梗阻减少，住院时间短，恢复快。妊娠期进行脾切除存在风险，如严重脓血症、对母亲和胎儿的围术期并发症及血栓形成等，故应严格掌握适应证，且适时终止妊娠。

本例患者考虑为溶血性贫血，根据病史及相关检查，考虑为遗传性红细胞形态异常发生溶血性贫血可能性大，由于该孕妇妊娠期脾脏迅速增大至肋下5指，随妊娠进展，增大子宫的压迫，腹腔压力进一步增加，随时可能发生突发脾破裂，出现致命性大出血危及孕妇生命，可考虑妊娠中期行脾脏切除术。向患者及家属交代病情及手术风险，患者及家属选择终止妊娠，并于引产后5个月在我院普外科行腹腔镜下脾切除术，术后查血小板 $584 \times 10^9/L$，予以拜阿司匹林每天一片口服抗凝，现门诊随诊中，血小板数目基本正常。

📋 病例点评

该患者临床特征为贫血、间接胆红素增高、网织红细胞增高和脾脏明显增大，溶血性贫血诊断明确。孕前针对溶血性贫血病因的检查，并未提示自身免疫性贫血或遗传性球形红细胞增多症的典型依据。但患者自幼"贫血"，多次外周血涂片提示红细胞形态异常，并除外感染、自身抗体等因素，遗传性球形红细胞增多症的可能性较大。该患者妊娠胆红素增高，血色素下降，短时间内脾脏迅速增大，考虑为妊娠期孕妇免疫状态改变参与了疾病的进展，病情变得复杂，处理更为棘手。该患者面临的主要问题是随妊娠进展，发生突发脾破裂导致致命性大出血。在与患者及家属充分沟通妊娠中期手术和采用保守继续妊娠的风险后，患者选择终止妊娠，治疗性引产后切除脾脏，目前患者随诊中，健康状况良好。

经验总结：妊娠合并遗传性球形红细胞增多症，孕期行脾切除术的报道极少，仅为个案。该患者孕前应在血液科和产科进行充分咨询评估，如果发现孕前脾增大，如果先予脾切除术，本次妊娠的结局可能会更好。

参考文献

1. 梁梅英，徐雪. 妊娠合并血液系统疾病孕期保健及诊治中应关注的问题. 中华产科急救电子杂志，2015，4（1）：1-4.

2. Manciu S, Matei E, Trandafir B. Hereditary Spherocytosis - Diagnosis, Surgical Treatment and Outcomes. A Literature Review. Chirurgia（Bucur），2017，112（2）：110-116.

3. Farias M G. Advances in laboratory diagnosis of hereditary spherocytosis. Clin Chem Lab Med, 2017, 55 (7): 944 - 948.

4. Pajor A, Lehoczky D, Szakács Z. Pregnancy and hereditary spherocytosis. Report of 8 patients and a review. Arch Gynecol Obstet, 1993, 253 (1): 37 - 42.

5. Tantanasis T, Tampakoudis P, Tsatalas K, et al. Pregnancy and hereditary spherocytosis - a report on two cases. International Journal of Gynecology & Obstetrics, 2000, 70 (3): 33.

（龙燕　韩肖燕　编写）

015　妊娠合并自身免疫性溶血性贫血一例

病历摘要

患者 33 岁，因"停经 38^{+5} 周，阴道流水 2 小时"于 2018 - 4 - 25 入院。

核对孕周无误。孕 16^{+4} 周唐氏筛查低危，患者孕前未行血常规检查，孕 8^+ 周查血常规血色素 106g/L，血小板 92×10^9/L。孕期未规律口服铁剂治疗贫血。孕 15^{+6} 周查血常规示血色素 106g/L，血小板 90×10^9/L，患者孕 18^{+1} 周血常规提示：血色素 72g/L，血小板 80×10^9/L，血小板及血色素进行性降低，患者无牙龈出血、鼻出血等不适。患者孕 15^+ 周因急性化脓性阑尾炎于我院行开腹阑尾切除术，手术顺利，术后病理急性溃疡性蜂窝织炎性阑尾炎及系膜炎

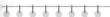

（长 8.5cm，直径 1.2～2.0cm）。孕 19^{+4} 周行骨髓穿刺：骨髓造血组织约占 40%，三系细胞可见，粒红比例尚可，巨核系散在分布，形态及数量未见明显异常，散在分布淋巴样细胞。免疫组化染色：MPO 部分 +，CD71 部分 +，CD61 2～3/HPF，CD20 散在少许 +，CD3 散在分布少量 +，CD34 偶见 +，CD117 偶见 +。病理诊断：增生低下骨髓象，T 淋巴细胞数量稍增多。粒/红两系增生明显活跃，巨核系统产板不良。患者孕 21^{+} 周因妊娠期血小板降低、妊娠期贫血收入院，免疫筛查未见异常，血常规：血色素 67g/L，血小板 78×10^9/L，网织红细胞百分比 3.7%，红细胞脆性试验正常，Coomb's 试验阴性，血乳酸脱氢酶及血胆红素均正常，血液科会诊考虑为免疫性溶血性贫血可能，给予输入悬浮红细胞 4IU 纠正贫血，泼尼松 40mg qd 口服治疗 2 周出院。孕 24 周查 OGTT 3.89 - 5.85 - 7.18mmol/L 正常。患者自觉凌晨 0 点出现少量阴道流水，考虑胎膜早破收入院。

既往体健。

入院查体：宫高 30cm，腹围 95cm，胎位：枕左前位，胎心 140 次/分。

辅助检查：产科彩超（2018 - 4 - 12，我院）：头位，预测胎儿体重 2797 ±404g。

入院后查血常规：血色素 101g/L，血小板 62×10^9/L，予以备血红细胞悬液 4 单位，2 个治疗量血小板，入产房行催产素点滴引产。予以输注丙球 25g，血小板 1 个治疗量后，血小板升至 100×10^9/L，因引产失败于 2018 - 4 - 26 行剖宫产手术终止妊娠，术中出血 200ml，患者术后恢复好，术后第 3 天复查血常规：血色素 107g/L，血小板 77×10^9/L，准予出院。

病例分析

自身免疫性溶血性贫血（autoimmune hemolytic anemia，AIHA）是一种罕见的由自身抗体或补体介导血红细胞破坏的溶血性贫血，它的影响主要是成年人，估计每年发病率为（1~3）/100000。

1. AIHA 的类型与临床表现

AIHA 分为原发性和继发性，各约占 50%，继发性可能与感染、肿瘤、药物、结缔组织病和妊娠等有关。根据抗体作用于红细胞时所需温度不同，可分为温抗体型、冷抗体型和兼有温、冷抗体的混合型。妊娠合并自身免疫性溶血性贫血临床上不多见，临床表现与一般贫血类似，主要表现为头晕、虚弱等贫血症状和发热、腰痛、酱油色尿等溶血症状。

2. 诊断

妊娠合并 AIHA 的诊断除了细致的临床病史和详细的体格检查，还包括以下实验室检查：血常规主要表现为红细胞减少、血红蛋白减低，红细胞大小不等，常见球形红细胞和有核红细胞，乳酸脱氢酶增加，间接胆红素水平增加，低血清结合珠蛋白和直接Coombs 阳性。直接 Coombs 阳性可能是由于红细胞表面 IgG 和（或）补体 C_3 的存在。

3. 治疗

AIHA 有 4 种治疗策略：①免疫抑制剂治疗或免疫调节疗法（在大多数情况下推荐，主要是泼尼松）；②基础疾病的治疗（化疗、手术、药物）；③消除药物或其他原因（药物引起的 AIHA 等）；④输血。应用大剂量丙种球蛋白治疗 AIHA，但价格昂贵，故一般不推荐应用，除非危及生命的急性溶血或危象时可试用。目前没有既定的标准完全缓解 AIHA。妊娠合并 AIHA 首先应积极寻找病因，治疗原发病，结合原发病轻重及个人体质情况，适时终止妊娠。由于妊娠合并慢性溶血性贫血患者常有叶酸缺乏，建议给予小剂量叶酸维持治疗。肾上腺皮质激素为妊娠合并 AIHA 的首选药物，泼尼松为例，开始时剂量应充足，予 $(1.0 \sim 1.5)\,mg/(kg \cdot d)$，减量不宜太快，当血红蛋白升至 10g/dl，每周减 10mg 至 30mg/d，再 $1 \sim 2$ 周减 5mg 至 15mg/d，此后每 2 周减 2.5mg，直至停药。对极严重溶血性贫血患者可输洗涤红细胞，补充造血物质及其他支持治疗等。由于妊娠合并 AIHA 病因的高度复杂性和异质性，临床医师必须仔细评估患者个人情况，制定最佳的治疗方法。

本病例孕 8^{+} 周查血常规血色素 106g/L，血小板 92×10^{9}/L。孕 19^{+4} 周行骨髓穿刺：增生低下骨髓象，T 淋巴细胞数量稍增多。粒/红两系增生明显活跃，巨核系统产板不良。患者孕 21^{+} 周因妊娠期血小板降低、妊娠期贫血收入院，血液科会诊考虑免疫性血小板减少及溶血，给予输入悬浮红细胞 4IU 纠正贫血，泼尼松 40mg qd 口服治疗。患者孕 38^{+} 周因胎膜早破入院，入院后查血常规：血色素 101g/L，血小板 62×10^{9}/L，予以备血红细胞悬液 4 单位，2 个治疗量血小板，入产房行催产素点滴引产。予以单次输注丙球 25g，血小板 1 个治疗量后，血小板升至 100×10^{9}/L，因引产失败于 2018 - 4 - 26 行剖宫产手术终止妊娠，术中出血 200ml，患者术后恢复好，术后第 3 天复查血常规血色素 107g/L，血小板 77×10^{9}/L，准予出院。

综上所述，由于女性妊娠时特殊生理改变，不仅增加溶血性贫血的诊治难度，而且严重影响母胎结局。故妊娠合并溶血性贫血需要多学科（产科、血液科、新生儿科和重症监护病房等）医生密切合作，制订最佳孕期管理及治疗方案，从而降低孕产妇及围产儿死亡率，改善妊娠结局。

病例点评

　　该病例的特点是贫血和血小板减少，骨髓穿刺检查除外再生障碍性贫血及其他血液病，考虑与妊娠期孕妇免疫状态改变，免疫因素引起的溶血有关。予激素冲击试验性治疗，取得较好的结果。

参考文献

1. Zanella A, Barcellini W. Treatment of antoimmune hemolytic anemias. Haematologica, 2014, 99 (10)：1547 – 1554.

2. Liebman H A, Weitz I C. Autoimmune Hemolytic Anemia. Med Clin North Am, 2017, 101 (2)：351 – 359.

3. Hill Q A. Autoimmune hemolytic anemia. Hematology, 2015, 20 (9)：553 – 554.

4. 中华医学会血液学分会红细胞疾病（贫血）学组. 自身免疫性溶血性贫血诊断与治疗. 中国专家共识（2017 年版）中华血液学杂志，2017，38 (4)：265 – 267.

（龙燕　韩肖燕　编写）

妊娠合并恶性肿瘤

016 妊娠合并结肠癌一例

📋 病历摘要

患者女性，36 岁，末次月经 2017 – 1 – 27，预产期：2017 –
11 – 4，孕期产检未见明显异常。因"停经 38 $^{+5}$ 周，左上腹痛 4 天"
于 2017 – 10 – 26 收入我院产科。患者入院前 4 天无明显诱因出现
左上腹痛，改变体位时可缓解，不伴恶心、呕吐，不伴牵涉痛，伴
有便秘，有排气，无发热，急诊超声检查提示"肝内多发低回声结
节，左肝大者约 3.4cm×2.5cm，右肝大者约 5.7cm×5.2cm，均边

界尚清，规则，内可见血流信号。肝内血管走行正常。"考虑"腹痛待查"收入院。

既往史：患者甲亢 9 年余，口服甲巯咪唑治疗后治愈，孕前 4 年未用药，定期复查甲状腺功能，大致正常。

2016 年在某医院行右侧乳腺纤维瘤切除术。否认家族性遗传病史及肿瘤病史。

查体：生命体征平稳，孕期体重增重 8kg，腹软，肝脾未触及，无压痛，宫高 29cm。

入院诊断：患者妊娠 38^{+5} 周，孕 1 产 0，头位，高龄初产，腹痛待查，肝结节双肾集合系统分离，妊娠合并甲状腺功能亢进，右侧乳腺纤维瘤切除术后。入院后完善辅助检查：肿瘤标记物：CEA 102.48ng/ml；MRI：①肝内多发肿块，转移瘤可能；②左中下腹肿块，恶性可能大，来源于肠道的间质瘤？其他？产科超声：羊水指数 4.5cm。术前外科会诊考虑为：肝脏胆管细胞癌可能性大，故以"妊娠合并肝脏恶性肿瘤可能、羊水过少"于 2017 - 10 - 30 行剖宫产终止妊娠。手术过程顺利，术中探查双侧附件未见异常，新生儿出生体重 2350g，Apgar 评分均 10 分。术后请外科会诊，考虑肠道间质瘤可能，肝多发转移瘤，建议术后一周后外科及肿瘤科就诊，进一步明确诊治。术后 4 天患者体温、血象正常，有排气、排便，于产科出院。

剖宫产术后 10 天（2017 - 11 - 9）患者因"间断便血 1 个月，加重 2 天"急诊收入我院普外科。便血量约 1000ml，伴头晕，无心悸，无腹痛，急诊予禁食补液、抗休克治疗，腹盆部 CT 示左下盆部巨大肿瘤，来源于乙状结肠可能性大，肝多发转移灶，介入室行肠系膜上、下动脉造影并予肠系膜下动脉持续垂体后叶素泵入止血治疗，12 小时内未再出现大量便血症状。为进一步治疗，以"乙状结肠恶性肿瘤间质瘤？肝多发转移，消化道出血，失血性休克。"急诊收入普外科。自发病以来精神差、食欲差、睡眠可，小便正常。

查体：体温36.8℃，脉搏119次/分，呼吸18次/分，血压88/55mmHg，神清状弱，痛苦面容，平卧位。全身皮肤黏膜苍白，贫血貌，四肢尚暖。肝颈静脉回流征（－），双肺未闻及干湿啰音，心率119次/分，律齐，腹部外形平坦，未见胃形，未见肠形，未见胃肠蠕动波，腹部触诊柔软，无压痛。左下腹可触及包块，直径约15cm，表面光滑，移动性好，质韧，界尚清，轻压痛（＋），肌紧张（－），反跳痛（－），腹部无液波震颤，无振水声，肝脏未触及，胆囊未触及，Murphy's征阴性，脾脏未触及，各输尿管压痛点无压痛，肝区叩击痛阳性，双侧肾区无叩痛，无移动性浊音，听诊肠鸣音活跃。

辅助检查：腹盆腔CT平扫＋增强（图5～图7）提示左侧盆腔巨大包块，病变性质待定，恶性可能大；肝脏多发低密度影，腹腔及腹膜后间隙多发增大淋巴结；胸部CT平扫：肺气肿；双肺散在结节影；Hb 79g/L，白蛋白ALB 24.8g/L，血氨阴性。

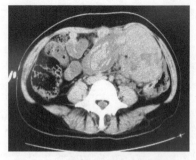 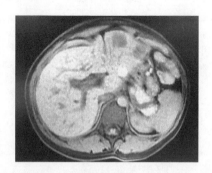

图5 盆腹腔增强CT提示 乙状结肠恶性肿瘤 （结肠癌可能大）

图6 盆腹腔增强CT提示 肝多发转移瘤

入院诊断：乙状结肠癌，肝多发恶性转移癌，双肺结节，转移不除外？消化道出血，失血性休克，贫血，低蛋白血症，甲状腺功能亢进，右侧乳腺纤维瘤切除术后，剖宫产术后。

入院后于 2017 - 11 - 9 在全麻下行开腹乙状结肠癌根治术 + 结肠单腔造瘘，术中见淡血性腹水 500ml，肝脏可触及多发质韧转移结节，胃壁光滑，弹性好，未触及明显结节脾脏、胰腺无占位，乙状结肠系膜侧可见直径约 12cm 巨大肿瘤，与肠壁相延续，乙状结肠系膜几乎为肿瘤占据，系膜淋巴结难以辨识，肿瘤移动性可，未侵犯腹盆壁。手术过程顺利，术后给予患者禁食、禁水、抗炎、补液等对症支持治疗，切口愈合良好，术后体温、血象持续升高，体温最高 38.6℃，白细胞最高 $37.58 \times 10^9/L$，可疑肿瘤热？乙状结肠癌根治术后 25 天转院。

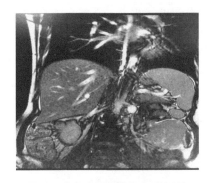 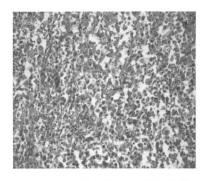

图 7　腹部 MRI 提示左中下腹　　　图 8　术后病理为（乙状）结肠
　　　　肿块，恶性可能大　　　　　　　　低分化癌：肿瘤细胞弥漫浸润
　　　　　　　　　　　　　　　　　　　　生长，细胞高度异型，周围
　　　　　　　　　　　　　　　　　　多量炎性细胞浸润　HE×200

患者转入某医院后持续高热不退，于 2017 - 12 - 22（剖宫产术后 43 天）过世。术后病理：镜检（图 8）：（乙状）结肠恶性肿瘤，考虑为低分化癌。癌瘤浸透浆膜层。脉管内可见瘤栓。两侧手术断端未见癌残留。肠系膜淋巴结 9/10 枚内见癌转移。免疫组化（图9、图 10）：CK 部分（＋）、Vimentin 部分（＋）、CK - H 部分弱（＋）、CK - L 部分（＋）、Dog - 1 灶性（＋）、CD117（－）、

CD34（－）、CK5/6（－）、P63（－）、D2－40（－）、CD31（－）、MyoD1（－）、Desmin（－）、CK20（－）、EMA（－）、HMB45（－）、MalanA（－）、S－100（－）、CD3（－）、CD20（－）、CD30（－）、Hepatocyte（－）、GPC－3（－）、TTF－1（肝）（－）、Ki－67指数（约80%），P53（－），C－erbB－2（－），MSH2（＋）、MSH6（＋）、PMS2（＋）、MLH1（＋）。原位杂交：EBER（－）。

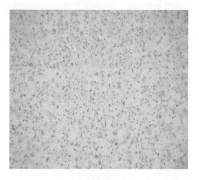

图9　免疫组化提示 ER 阴性
HE ×200

图10　免疫组化提示 PR 阴性
HE ×200

病例分析

　　妊娠合并恶性肿瘤的发病率为 1/1500 ~ 1/1000，除妇科相关恶性肿瘤外，妊娠期常见的恶性肿瘤包括：恶性黑色素瘤、乳腺癌、甲状腺癌、结肠癌及血液系统恶性肿瘤。其中，妊娠合并结直肠癌罕见，发病率 0.8/100000。

　　早期结直肠癌可无明显症状，病情发展到一定程度可出现下列症状：①排便习惯改变。②大便性状改变（变细、血便、黏液便等）。③腹痛或腹部不适。④腹部肿块。⑤肠梗阻相关症状。⑥贫血及全身症状，如消瘦、乏力、低热等。结肠癌的症状如腹痛、血便、便秘、恶心、呕吐与妊娠期的生理反应相似，这导致妊娠合并

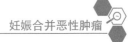

结肠癌的延误诊断，确诊者多为晚期病例。

疾病史和家族史：结直肠癌发病可能与以下疾病相关：溃疡性结肠炎、结直肠息肉、克罗恩病、血吸虫病等，应详细询问患者相关病史。遗传性结直肠癌发病率约占总体结直肠癌发病率的6%，应详细询问患者相关家族病史，包括遗传性非息肉病性结直肠癌、家族性腺瘤性息肉病、黑斑息肉综合征等。

为明确诊断，妊娠期可考虑的辅助检查有：①内镜：孕期内镜检查风险小，可行结肠镜活检及治疗。②腹部超声：可检查出大于1cm的肝转移病灶。③超声内镜：可用于局部病变的分期，对 T1 肿瘤的检查精确度大于 CT 或 MRI，同时可进行超声内镜下微创手术。可用于评估直肠前壁肿瘤包块是否阻塞阴道，影响分娩。④CT 和 MRI：CT 是非妊娠期结肠癌患者的标准诊断方法，但 1 次腹部 CT 检查胎儿暴露的辐射剂量为 4 ~60mGy，应该避免孕期腹部 CT 检查。孕期 MRI 检查可以避免腹部 CT 检查对胎儿的辐射，腹部、会阴部 MRI 检查在任何孕周都是安全的，但孕期不鼓励使用钆做造影剂。胸 CT 检查对结肠癌肺转移敏感性高，1 次胸部 CT 检查胎儿暴露的辐射剂量为 0.002 ~0.200mGy，可在做好孕妇腹部防护的情况下考虑该检查。⑤CEA 可用于监测治疗效果和肿瘤复发。

妊娠合并结肠癌的治疗要考虑肿瘤的部位、分期、是否急腹症表现、孕周，以及患者的意愿。

1. 手术治疗。手术治疗的时机应由多学科团队充分考虑母儿结局最优化的前提下制定。为避免疾病进展过快，应尽早手术。妊娠20 周前的手术方案同非妊娠的结直肠癌手术方案。术后流产率14.3%，与非妊娠期15% 相似。由于增大的子宫的影响，妊娠20周后结肠癌根治性手术是很大的挑战，应推迟到产后手术。阴道分娩后数周可进行外科手术。如果计划性剖宫产，结肠癌通常可以剖宫产术中同时外科手术。但妊娠合并直肠癌，增大的子宫妨碍术野暴露，同时手术可能需行子宫切除术。分娩后数周外科手术，子宫缩小可以避免不必要的子宫切除。同时盆腔血管解除充血状态，可以减少手术出血。出现肠穿孔、肠梗阻等急腹症情况时，不论孕周，需随时开腹手术。

2. 化疗。孕早期化疗导致 15% ~ 25% 的流产及胎儿畸形率。孕中晚期化疗相对安全，但可增加小于胎龄儿发生率，特别是以铂为基础的化疗方案。在分娩前 2 ~ 3 周需停止化疗以减少胎儿及母亲骨髓移植的风险。化疗方案以 5 – FU 和奥沙利铂为基础。

3. 放疗。放疗的辐射剂量对胎儿来说是致命的。即使是产后的放疗对年轻女性也面临着卵巢早衰及不孕的影响。

母亲及胎儿预后。①母亲预后：妊娠合并结直肠癌患者 1 年生存率是 78.1%，2 年生存率是 64.4%。其中Ⅳ期患者 1 年生存率为 48.6%，其他分期患者 1 年生存率为 100%。作为对比，2014 年英国 15 ~ 99 岁结直肠癌患者 1 年生存率为 72.6%，Ⅳ期，Ⅲ期，Ⅱ期和Ⅰ期的 1 年生存率为分别为 35.2%，84.8%，91.2% 和 98.3%。妊娠与非妊娠结直肠癌患者生存曲线相似。②胎儿预后：80.5% 妊娠合并结直肠癌患者分娩活婴。其中，小于胎龄儿发病率 27.6%，早产发病率 78.8%，剖宫产率 63.3%。有结肠癌胎盘转移的个案报道，故所有妊娠合并恶性肿瘤应胎盘病理检查。妊娠合并恶性肿瘤胎儿转移十分罕见，仅在妊娠合并黑色素瘤、白血病、淋巴瘤时有胎儿转移的报告。

病例点评

妊娠合并结肠癌发病率低，但随着生育政策的调整，高龄产妇的增加，同时恶性肿瘤发病年龄趋向年轻化，妊娠合并恶性肿瘤在临床亦可看到。产科医师应仔细询问病史，及时发现肿瘤相关的非特异性症状。本例患者无明显结肠癌家族史，孕期产检未发现明显异常，但仔细追问病史，患者在发病前1个月即出现间断血便、腹痛，但自认为孕晚期见红、宫缩，未与医生沟通。患者孕期体重增长不足为8kg，新生儿出生体重2350g，表现为孕期营养不良。孕期保健过程中未及时关注上述表现，同时关注患者的产检化验异常，及时多学科会诊，确诊时已经为晚期结肠癌，同时出现消化道出血的急腹症表现，故而手术后病情急转直下，妊娠结局不良。加强对妊娠合并结肠癌的认识，早诊断、早治疗是改善妊娠结局的关键。

参考文献

1. Lee Y, Roberts C, Dobbins T, et al. Incidence and outcomes of pregnancy – associated cancer in Australia, 1994 – 2008：A population – based linkage study. BJOG An International Journal of Obstetrics & Gynaecology, 2012, 119 (13).

2. 中华人民共和国卫生和计划生育委员会医政医管局中华医学会肿瘤学分会. 中国结直肠癌诊疗规范（2017年版）. 中国实用外科杂志, 2018, 38 (10): 1089 – 1103.

3. Kocián P, Haan J D, Cardonick E H, et al. Management and outcome of colorectal cancer during pregnancy：report of 41 cases. Acta Chirurgica Belgica, 2018, 1 – 10.

4. Dotters – Katz S, Mcneil M, Limmer J, et al. Cancer and pregnancy：the clinician's perspective. Obstetrical & Gynecological Survey, 2014, 69 (5): 277 – 286.

（杨桦　金华　编写）

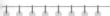

017 妊娠合并肺癌一例

病历摘要

患者 26 岁，因"停经 35^{+4} 周，间断咳血 5 周，加重 1 周"于 2018 - 5 - 22 入院。孕期定期产检。5 周前（妊娠 30 周）无明显诱因出现咳血，4 ~ 5 天一次，每次约 1ml，为稍暗红血块伴粉红色分泌物，偶有胸闷及憋气，无高热、低烧、盗汗、消瘦等。院外就诊，听诊心肺未及异常，行胸片检查：左肺高密度块状影，口服希舒美一周。

1 周前患者咳血频率增加，1 ~ 2 天 1 次。4 天前（2018 - 5 - 30）再次外院就诊。痰培养：副流感嗜血杆菌；痰涂片：弱抗酸染色：阴性；荧光法抗酸染色：阴性；痰涂片找真菌：未见菌丝及孢子；痰涂片：白细胞数 <10/HP；血常规正常。建议产科定期检查，分娩后呼吸科随诊。患者因胎儿偏小，羊水偏少（羊水指数 7.3cm），无产兆，收入院评估。查体双肺呼吸音清，未闻及干湿啰音。患者胎动好，胎心监护反应型，予以地塞米松促胎肺成熟。血气，血常规及血降钙素原均正常，抗结核抗体试验：阴性。肺炎衣原体 IgM 抗体、支原体检测均阴性。呼吸道病原体 IgM 九联检：均阴性。痰涂片见到革兰阳性球菌，未找到抗酸杆菌。肿瘤标志物提示：AFP 394.02ng/ml（0 ~ 15ng/ml）明显升高，CEA、CA125、CA199、CA153、CYFRA211、CA724、NSE 及 SCC 均正常。进一步行胸部 CT 平扫提示：左肺上叶不张，左肺上叶支气管截断。纵隔

内见增大淋巴结，较大者短径约 1.1cm（图 11）。完善全院会诊，考虑妊娠合并肺癌可能性大。

2018 - 6 - 5 孕 37 周行子宫下段剖宫产术终止妊娠。新生儿体重 2450g，评分好。患者恢复好，术后第 3 天转入胸外科病房。气管镜检查提示：左肺上叶支气管开口闭塞，见新生物，活检病理提示：见小圆细胞，免疫组化：CD56 +、CK +、Syn +、CgA +、Ki - 67 约 90% +、CD3 -、CD20 -、LCA -、TDT -、TTF - 1 +，诊断：肺小细胞神经内分泌癌（图 12 ~ 图 15）。完善 PET - CT 检查（2018 - 6 - 12）提示：左肺门软组织肿块，部分密度减低，伴左肺上叶支气管截断、左上肺远端实变影，病变 FDG 代谢明显增高，考虑恶性病变（中央型肺癌伴坏死可能），伴远端阻塞性肺不张；纵隔 6 区、左肺门及左肺叶间肿大淋巴结，考虑多发淋巴结转移。综上，考虑诊断为左肺上叶小细胞肺癌（cT4N2M0），临床分期为 III 期，建议先行化疗 2 ~ 4 个周期后再行放射治疗。

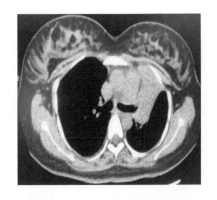

图 11　肺 CT 提示左肺上叶
不张，左肺上叶支气管截断
（化疗前）

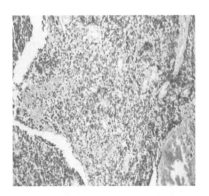

图 12　肿瘤细胞呈巢及片状分布，
细胞小圆，核深染，核浆比高，
核分裂多见　HE ×200

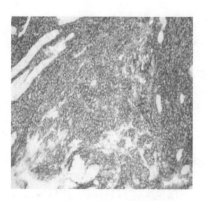

图 13　免疫组化显示
CD56 阳性

图 14　免疫组化显示
CgA 阳性

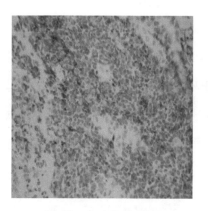

图 15　免疫组化显示
TTF −1 阳性

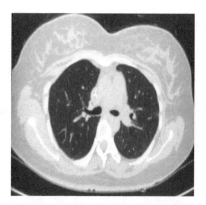

图 16　肺 CT 提示左肺上叶肺
不张、左上叶实变及左上叶
支气管狭窄较前明显好转
（化疗 2 疗程后）

2018 − 6 − 19 开始予以依托泊苷 140mg d1 ~ d3 + 奈达铂 30mg d1 ~ d3 静脉化疗，2 个疗程化疗后，血 AFP 降至 62.43ng/ml，胸部 CT 提示左肺上叶肺不张、左上叶实变及左上叶支气管狭窄较前明显好转，左肺门淋巴结及肺门淋巴结较前减小（图 16），头颅 MRI 检查未见异常。6 个疗程化疗后予放疗，现产后 15 个月，患者无不适，定期复查影像学检查，血清肿瘤标志物水平均无异常，目前处于密切随诊中。

笔记

病例分析

妊娠期肿瘤的发生率为 1/1000，占所有恶性肿瘤的 0.07% ~ 0.10%。妊娠期常发生的恶性肿瘤有乳腺癌、宫颈癌、黑色素瘤、卵巢癌、白血病和淋巴瘤等。妊娠合并肺癌发病率低，但却占生育年龄女性肿瘤死因的第 2 位。近年来，随着肺癌发病率的升高，女性吸烟人数的增加，以及妊娠年龄的推迟，妊娠合并肺癌的发病率逐渐升高。1953 年，Barr 报道了第一例妊娠合并肺癌，截至目前，英文文献报道约 66 例。患者中位年龄 36 岁（17 ~ 45 岁），平均孕周 27.3 周（8 ~ 38 周），60% 有吸烟史。40 岁以下妊娠期肺癌很少，大约占 3%。几乎所有的肺癌均于妊娠中晚期诊断，且诊断时 97% 为晚期（Ⅲ 或 Ⅳ 期），超过 50% 的病例有远处转移。病理类型中 82% 为非小细胞肺癌，其中，腺癌和大细胞未分化癌最常见，18% 为小细胞肺癌。患者总体预后差，平均生存期为 7.5 个月（1 ~ 42 个月）。本例患者年轻 26 岁，孕 36 周诊断，为临床 Ⅲ 期，属肿瘤晚期，病理类型为肺小细胞神经内分泌癌。

患者症状和体征可能是继发于原发肿瘤或远处转移。常见症状有咳嗽、咳血性痰、咳嗽模式改变、喘息、食欲下降和体重减轻等。多数患者诊断时已有远处转移。延误诊断的原因有早期肺癌的临床表现不特异，临床医师常把疲乏、呼吸困难、咳嗽归因于妊娠本身，而非肿瘤相关症状。多数患者直至出现疾病晚期症状如咳血、脑转移或出现 Horner 综合征时，才想到与肺癌的鉴别诊断。此外，许多患者因担心电离辐射，孕期不愿行影像学检查，也是诊断延迟的原因。此时，应详细询问病史和症状，对患者进行详细的体格检查，触摸有无肿大淋巴结，有无皮肤改变，乳腺异常或肝脾肿

111

大等。对于浅表的肿大淋巴结可行穿刺活检以获得病理诊断。本例患者主要临床表现为咳血，查体无明显阳性发现。对反复出现呼吸系统症状的患者，应及时行必要的影像学检查以尽早明确诊断。

孕期胸片、CT 和 MRI 检查的辐射剂量小于 0.1Gy（10rads），在腹部遮挡保护的情况下应用是安全的。胸部正侧位片常被用于肺癌初筛。由于电离辐射的潜在致畸性，孕早期应避免行 CT 检查。孕期行 MRI 检查是相对安全的，其敏感性高于胸部 X 线检查。孕期 PET 检查和骨扫描都是应该避免的。由于镇静和麻醉需要，孕期也不常规行支气管镜检查 + 活检。本例患者孕期胸片检查提示左肺高密度块状影，进一步行肺 CT 平扫检查提示肺不张，支气管截断。分娩后 PET－CT 检查提示中央型肺癌，伴远端阻塞性肺不张及多发淋巴结转移。进一步行支气管镜检查，镜下活检病理证实为肺小细胞神经内分泌癌。

妊娠期肺癌可发生垂直传播，致胎儿/胎盘转移。Pavlidis 等的研究中共有 11 例妊娠期肺癌发生胎盘转移，3 例发生胎儿转移（头皮，脑，肝和肺），总体发生率为 26%。但 50% 报道的病例并未进行胎盘病理检查，故实际发生率可能更高。因此，推荐对于妊娠期肺癌病例，胎盘组织常规送病理检查。新生儿应仔细查体有无皮肤改变或器官增大。即使没有发现转移，也应随访健康新生儿至 2 岁。

目前为止，妊娠期肺癌的治疗还没有标准的方案。文献报道 51.4% 的患者于产后开始治疗，只有 24% 于孕期接受治疗。临床 I 期、II 期患者可考虑手术治疗，III 期、IV 期多采用化疗，分娩后可考虑放疗。孕早期化疗，流产和胎儿畸形的发生率为 20%，若孕中晚期行化疗，由于胎盘屏障，这种风险就降至 1%，与普通人群发生率相似。化疗对于胎儿的风险包括生长受限、早产，以及骨髓抑

笔记

制造成的贫血。以铂类为基础的联合化疗是妊娠期肺癌的一线方案。较之顺铂，卡铂妊娠期更加安全。孕中晚期应用紫杉醇化疗是安全的，化疗剂量参考非孕期。由于化疗药物能通过乳汁分泌，因此哺乳期女性应予以回奶。产科理想的分娩孕周为 32~35 周，此时胎肺已逐渐发育成熟。应建议最好在末次化疗结束 3 个月后分娩，以保证化疗的骨髓抑制彻底解除。孕期放疗是禁忌，特别是孕早期。孕早期放疗与胎儿先天畸形有关，孕中晚期放疗通常也不推荐。妊娠期放疗可能导致胎儿发育停滞或器官畸形，致畸剂量通常在 0.2Gy 以上。但是特殊情况下，如患者发生脑转移或骨转移时，可考虑姑息放疗，并同时做好胎儿防护。目前，有学者探索应用贝伐单抗、西妥昔单抗、厄洛替尼、吉非替尼或克唑替尼来治疗妊娠期肺癌。孕期不推荐使用酪氨酸激酶抑制剂 TKIs 治疗。克唑替尼是 ALK 的抑制剂，可用于治疗 EML4/ALK 阳性的肺癌。厄洛替尼是 EGFR 的抑制剂，已被广泛用于治疗 EGFR 突变的肺腺癌，孕期使用的安全性还不知。使用时间长可能会导致胎儿生长受限和可逆性肝毒性。

🔲 病例点评

本例患者孕 36 周诊断，孕 37 周剖宫产后行依托泊苷 + 奈达铂联合化疗，6 疗程及放疗，现产后 15 个月，影像学肺 CT 提示疾病明显缓解，血清肿瘤标志物正常，现处于密切随访中。妊娠期肺癌总体预后差。12% 的患者于产后 1 个月内死亡，70% 的患者生存期仅有数月，只有 19% 的患者生存超过 12 个月。早期患者预后好。年轻女性应加强宣教，做到孕前，孕期戒烟。对孕期反复出现呼吸道症状者，应及时行影像学检查，必要时取活检，争取早期诊断。

妊娠合并肺癌属高危妊娠，孕中晚期以铂类为基础的联合化疗是安全的，应强调定期超声检查监测胎儿宫内生长发育，以及分娩后的长期随访。

参考文献

1. Jemal A, Thomas A, Murray T, et al. Cancer statistics, 2002. Ca A Cancer Journal for Clinicians, 2010, 52 (1): 23 – 47.

2. Mitrou S, Petrakis D, Fotopoulos G, et al. Lung cancer during pregnancy: A narrative review. J Adv Res, 2016, 7 (4): 571 – 574.

3. Sarıman N, Levent E, Yener N A, et al. Lung cancer and pregnancy. Lung Cancer, 2013, 79 (3): 321 – 323.

4. Jr H A A, Peccatori F A, Pavlidis N. Lung cancer in the pregnant woman: To treat or not to treat, that is the question. Lung Cancer, 2010, 67 (3): 251 – 256.

5. Rothschild S I. Lung Cancer in Pregnancy – A Forgotten Disease Entity. Journal of Thoracic Oncology, 2016, 11 (9): 1376 – 1378.

6. Pentheroudakis G, Orecchia R, Hoekstra H J, et al. Cancer, fertility andpregnancy: ESMO clinical practice guidelines for diagnosis, treatment andfollow – up. Ann Oncol, 2010, 21: 266 – 273.

7. Ji Y, Schwartz J, Hartford A, et al. Successful Treatment of Non – Small Cell Lung Cancer With Erlotinib ThroughoutPregnancy. JAMA Oncol, 2015, 1 (6): 838 – 840.

8. Boussios S, Han S N, Fruscio R, et al. Lung cancer in pregnancy: report of nine cases from an internationalcollaborative study. Lung Cancer, 2013, 82 (3): 499 – 505.

(杨桦 韩肖燕 编写)

胎儿异常与多胎妊娠

018 妊娠合并系统性红斑狼疮、胎儿生长受限一例

病历摘要

患者 31 岁，主诉"停经 32^{+6} 周，超声提示 S/D 升高"入院。

现病史：患者平素月经规律，孕早期 B 超提示胎儿大小符合孕周，核对预产期无误。孕期定期产检。孕早期无感冒发热，无阴道流血保胎史，孕 16^+ 周唐氏筛查高风险，后行 NIPT 低风险。OGTT正常，自孕早期 ALT 升高，最高达 172U/L，未用药物治疗，定期

监测，ALT 波动于 40～60U/L。孕 14 周开始出现血小板降低，孕期波动于（70～90）×10⁹/L，近 2 周双手出现少量出血点，同时伴血压升高，最高达 130/90mmHg，尿蛋白（±～+），产科 B 超提示胎儿偏小，S/D 升高收入院。

既往史： 10 年前于我院诊断系统性红斑狼疮，狼疮性肾炎，孕前规律口服美卓乐 1 片 qod 及羟氯喹 1 片 bid 治疗，尿蛋白转阴 1 年余。停经 35 天停用美卓乐，孕期持续口服羟氯喹，孕前免疫指标、血常规及肾功能监测均正常。

入院查体： 体温 36.5℃，心率 80 次/分，血压 130/80mmHg，心肺未及异常，双手掌多发出血点，双下肢浮肿（±）。产科检查：宫高 25cm，腹围 87cm，臀位，未及宫缩，胎心 145 次/分。内诊：宫颈未消，胎头 S-2。

辅助检查： 产科 B 超：BPD 7.5cm，HC 27.7cm，FL 5.8cm，AC 25.1cm，S/D 4.8，羊水深度 4.1cm，胎儿臀位，超声孕周 30⁺¹周；双下肢静脉彩超：双侧股总、股浅、股深静脉近心端见云雾状弱回声，考虑双下肢高凝状态。血常规：WBC 6.1×10⁹/L，GR% 72.6%，Hb 95g/L，HCT 28.2%，PLT 51×10⁹/L，CRP 7mg/dl。肝功能：ALT 31U/L，AST 34U/L；CRP 10mg/L；ESR 87mm/h；ANA +1:320，dsDNA +1:80，SSA 抗体阳性；ACL：阴性，免疫球蛋白+补体：IgG 1330.0mg/dl，IgM 85.4mg/dl，IgA 264.0mg/dl，C₃ 101.00mg/dl，C₄ 12.10mg/dl；余免疫指标及相关化验检查均无明显异常。尿常规：尿蛋白（-），尿蛋白四项：微量白蛋白 18.80mg/dl，α1-微球蛋白 2.27mg/dl，转铁蛋白 3.08mg/dl，免疫球蛋白 IgG 4.76mg/dl。24 小时尿蛋白定量 <0.15g。

入院诊断： 妊娠 32⁺⁶周，孕 1 产 0，骶左前位，臀位，系统性红斑狼疮，狼疮性肾炎，血小板减少，胎儿宫内生长受限，胎儿窘迫？妊娠期高血压？贫血（轻度）。

入院后多学科会诊，考虑系统性红斑狼疮活动期，孕妇病情加重，胎盘功能不良，建议终止妊娠。予促胎肺成熟治疗，氢化可的松200mg每日1次静点，输入血小板后行子宫下段剖宫产术，手术顺利，新生儿出生体重1300g，阿氏评分10 - 10 - 10分，转NICU进一步治疗。患者术后继续口服激素和羟氯喹治疗，低分子肝素抗凝治疗预防血栓，风湿免疫科随访。

病例分析

系统性红斑狼疮（systemic lupus erythematosus，SLE）是一种慢性自身免疫性疾病，累及多个器官系统，包括皮肤、关节、肾脏、中枢神经系统、心脏、肺和肝脏。女性SLE发病率为1 : 1000，发病年龄为15～45岁。SLE患病率具有显著的种族差异：黑人女性的患病率为405/10万，白人女性为164/10万，目前国内妇女发病率约为113/10万。

SLE的病因不清楚。在遗传、环境及性激素水平等多因素作用下，细胞免疫应答异常，体内自身抗体及免疫复合物清除能力下降，免疫复合物沉积于皮肤、关节、小血管及肾小球等部位，在补体参与下引起急慢性炎症和组织坏死，或抗体直接与组织细胞抗原作用，引起细胞破坏（如红细胞、淋巴细胞及血小板等），从而导致机体多个器官和系统损伤。急性坏死性小动脉炎，细动脉炎是本病的主要病理变化。

女性激素在SLE发病中有至关重要的作用，月经初潮提早、口服避孕药和绝经后激素替代治疗均可增加SLE的发生风险。妊娠期胎盘产生大量雌激素可加重SLE病情，同时妊娠期免疫功能处于抑

笔记

制状态，是免疫系统重塑过程，因此妊娠是否加重系统性红斑狼疮病情尚存在争议。研究显示，多数产科医师和内科医师认为系统性红斑狼疮活动期不适宜妊娠，妊娠可加重系统性红斑狼疮病情，妊娠后可能加重肾脏病变，尤其是在妊娠早期、产前 3 个月及产后早期，可使系统性红斑狼疮复发、病情加重。系统性红斑狼疮孕妇胎盘发育不良，绒毛生长受损。因此，SLE 孕妇容易导致胎盘功能不全，胎儿宫内发育迟缓，甚至胎死宫内的发生。

SLE 的临床表现、病程和结局均极具多样性。其临床表现初始可能局限于一个器官系统，随着疾病进展逐渐累及其他系统，或最初就累计多个系统。SLE 最常见的症状包括关节痛、疲劳、不适、体重变化，血液系统变化，光敏感及神经系统，肾脏系统等其他多系统表现，其中全身性表现（如疲劳，不适，体重减轻），肌肉骨骼系统（如关节痛），及血液系统（贫血，溶血，血小板减少症）为最多见表现。对育龄妇女影响最大的表现为复发性流产、早发型子痫前期及死胎。

SLE 的最新诊断标准来自美国风湿病协会（1997 年）如图 17 所示，如果满足诊断标准 11 项中 4 项及以上，无论间断或同时发生，系统性红斑狼疮的诊断均成立。识别抗核抗体（ANA）是最好的筛查方法，几乎所有系统性红斑狼疮患者 ANA 实验均阳性，但不是所有的 ANA 阳性都患有 SLE。例如，在一些正常的个体，其他自身免疫疾病，急性病毒感染和慢性炎症过程中也可以存在低抗体滴度。抗双链 DNA（dsDNA）抗体和抗 Sm（Smith）抗原抗体对系统性红斑狼疮也有相对高的特异性。有些女性具有 SLE 的临床表现，但没有满足严格的诊断标准，仍具有妊娠并发症的风险。对于此类患者，仍应密切监测并及时治疗。

对于既往合并 SLE 的妇女妊娠时机问题，目前推荐的妊娠时间

TABLE 59-3. Criteria of the American Rheumatism Association for Systemic Lupus Erythematosus (SLE)	
Criteria[a]	Comments
Malar rash	Malar erythema
Discoid rash	Erythematous patches, scaling, follicular plugging
Photosensitivity	Exposure to UV light causes rash
Oral ulcers	Usually painless oral and nasopharyngeal ulcers
Arthritis	Nonerosive involving two or more peripheral joints with tenderness, swelling, or effusion
Serositis	Pleuritis or pericarditis
Renal	Proteinuria greater than 0.5 g/day or > 3+ dipstick, or cellular casts
Neurological	Seizures or psychosis without other cause
Hematological	Hemolytic anemia, leukopenia, lymphopenia, or thrombocytopenia
Autoantibodies	Anti-dsDNA or anti-Sm antibodies, or false-positive VDRL, abnormal level of IgM or IgG anticardiolipin antibodies, or lupus anticoagulant
ANA	Abnormally elevated ANA titers

图 17　SLE 的最新诊断标准（摘自 Williams Obstetrics 24th 第 59 章）

为病情稳定一年以上，口服泼尼松在 10mg/d 以下，并发肾炎的患者最好在缓解期或孕前 6 个月没有肾功能损伤，补体水平正常时妊娠。血清肌酐值超过 150μmol/L 是妊娠禁忌。该病例系统性红斑狼疮及狼疮肾病史 10 年，但患者尿蛋白转阴已达 1+ 年，激素药物应用量较低，故为较好的妊娠时机。

由于妊娠可使 SLE 病情复发或加重，而 SLE 显著增加妊娠期胎儿生长受限、围生期发病率及病死率等风险，目前主张妊娠期产科、免疫科及皮肤科等多学科密切协作，加强患者围产期管理，有利于改善妊娠结局。妊娠合并 SLE 的管理的关键点在于评估疾病活动度，评估肾脏功能、监测子痫前期、胎儿生长情况。对于有重度临床表现或活动期患者，需要联合风湿病学家共同管理治疗。表 2

为妊娠合并 SLE 管理指南概述。

表2　妊娠合并 SLE 管理指南

基础评估	1. 抗磷脂抗体：狼疮抗凝物，抗心磷脂抗体 IgG/IgM，抗 β2 糖蛋白 I 抗体 IgG/IgM 2. 评估目前服用药物和风险 3. 考虑检测 anti – Ro/SSA 和 anti – La/SSB 抗体（有争议）
狼疮肾炎	1. 每4~6周检测血清肌酐 2. 测定基线尿蛋白（收集24小时尿或单次尿蛋白/肌酐比） 3. 早、中、晚孕期做尿培养 4. 密切关注子痫前期的症状和体征
宫内生长受限（IUGR）	24~28周后每月超声检查评估胎儿生长状况
死胎	1. 32周起行 NST/AFI 或 BPP，有指征时（如 IUGR）可更早 2. 39周分娩，有指征时（如 IUGR、子痫前期、肾功能恶化）可更早
长期激素治疗	1. 妊娠期糖尿病的早期筛查和重复筛查 2. 分娩时使用应激剂量激素，尤其对于使用3周以上、每天 20mg 以上泼尼松的女性
抗磷脂抗体	1. 每天服用低剂量阿司匹林 2. 根据实验室结果和临床病史考虑应用预防剂量或治疗剂量肝素
狼疮复发	1. 继续或启用羟氯喹治疗 2. 产后监测疾病活动程度

注：摘自《正常和异常妊娠》第46章

关于分娩时机和分娩方式的问题。一般认为 SLE 孕妇可以经阴道分娩，但宜适当放宽剖宫产指征。在阴道分娩时应加强产时监护，SLE 孕妇应根据母儿病情决定终止妊娠的时间，若病情平稳，妊娠应期待至足月并可根据产科指征决定分娩时机，但不宜超过预产期。若出现以下情况可考虑终止妊娠：①SLE 病情严重恶化，不论孕周大小，应及时终止妊娠；②各项辅助检查提示胎盘功能降低，而胎儿已经成熟者；③胎儿有宫内缺氧表现，或 FGR 经治疗未见好转者。该患者在孕期出现皮肤及肾脏两方面的病理表现，考虑狼疮活动，患者孕周 32 周，胎儿宫内生长受限，新生儿有一定存活能力，故选择促肺成熟后终止妊娠。

产褥期是 SLE 患者高危期，这是因为妊娠期增加的糖皮质激素在产后骤然下降，出现反跳式恶化。产后应严密监测，对近期有疾病活动或既往有严重病史的患者更应重视。若产后只用泼尼松治疗可哺乳，若需应用细胞毒性免疫抑制剂，则需退奶。产褥期也是发生血栓栓塞的高危期，特别是对 APL 阳性或有血栓栓塞病史者，建议患者产后使用低分子肝素或阿司匹林 3 个月。

病例点评

该病例是年轻育龄妇女，孕前确诊为 SLE，在风湿免疫科定期随诊治疗，病情平稳后受孕。孕早期患者停激素治疗，规律服用羟氯喹和定期产检。维持妊娠至 32 周，出现妊娠期高血压、肾脏损伤、胎盘功能损伤、血小板进行性下降等病情加重表现，及时终止妊娠，术后继续予激素和羟氯喹治疗，并予抗凝预防血栓治疗，孕妇转归较好。新生儿转儿科治疗，预后较好

该病例诊治不足之处是，孕妇依从性不满意，因顾虑药物对胎儿的影响早孕期自行停激素治疗，这是临床上经常遇到的问题。因此，孕前和孕期对孕妇及家属的宣传教育非常重要，取得患者的理解和配合，是争取最佳妊娠结果的重要环节。该孕妇如果孕期能接受规范药物治疗，可能预后更好。

参考文献

1. 郑勤田，杨慧霞．正常与异常妊娠．北京：人民卫生出版社，2018，940 - 952.

2. 中国系统性红斑狼疮研究协作组专家组．中国系统性红斑狼疮患者围产期管理建议．中华医学杂志，2015，95（14）：1056 - 1060.

（龙燕　马楠　编写）

019　胎儿窘迫两例

急性胎儿窘迫一例

病历摘要

产妇35岁，孕1产0，平素月经规律，5天/28天，末次月经2017 - 8 - 15。根据孕早期B超预产期提前一周，我院建册定期产检。孕13$^+$周无创DNA检查未提示异常，孕24$^+$周筛畸B超未见异常，孕25$^+$周行胎儿超声心动未见明显异常，孕24$^+$周OGTT：4.39 - 6.48 - 5.39mmol/L。孕31$^+$周B超提示：胎儿左肾见两个集合系统，大小约3.9cm×2.2cm，考虑胎儿左肾重复肾？于某医院查B超示：胎儿左侧重复肾可能性大，建议分娩后定期复查。孕中晚期无头晕眼花、血压升高等不适。患者现妊娠37^{+6}周，自觉胎动减少2天，今日急诊行胎心监护反应差，基线无明显加速，胎儿心率160～170次/分，可疑胎儿宫内窘迫收入院。

既往史：体健。

查体：宫高 30cm，腹围 102cm，胎位：枕左前位，胎心 168 次/分，查体无特殊。

辅助检查：产科彩超（2018 - 4 - 26，我院）：头位，BPD 9.3cm，HC 32.3cm，FL 7.0cm，AC 32.5cm。羊水指数 14.6cm，S/D 2.2，胎盘前壁，Ⅱ级，胎儿左肾大小约 4.0cm×2.7cm，见两个集合系统，超声预测胎儿体重 2943±430g，胎儿左肾重复肾？

入院诊断：妊娠 37^{+6} 周，孕 1 产 0，枕左前位，胎儿窘迫，胎儿畸形（胎儿左肾重复肾？），妊娠合并右卵巢囊肿，妊娠合并子宫肌瘤，高龄初产。

入院后患者仍诉胎动减少，1 小时小于 3 次，复查胎心监护：基线 165bpm，变异微小，无加速，可见一次晚期减速，最低 100 次/分。

立即行急诊剖宫产术，手术顺利，羊水Ⅲ度，新生儿 1 分钟评 8 分（哭声 - 1，心率 - 1），5 分钟、10 分钟评 10 分，脐血 pH 7.26，术中见脐带真结，脐带缠绕。新生儿出生体重 2650g，复苏后转入儿科治疗。预后好。

慢性胎儿窘迫一例

病历摘要

患者，33 岁，平素月经规律，4～5 天/28 天，LMP 2017 - 10 - 20，患者孕早期未查出妊娠，无明显恶心、呕吐等早孕反应，停经 8$^+$ 周曾阴道少量间断出血，未予重视。停经 19$^+$ 周自觉胎动。孕期就诊于房山某医院行 B 超提示超声孕周 19^{+3} 周；唐氏筛查低危；空腹血糖 7.7mmol/L，糖化血红蛋白 8.0%，诊断糖尿病合并妊娠，于内分泌科予门冬胰岛素 12 – 14 – 14 IU 三餐前皮下注射，睡前甘舒霖 16IU 皮下注射，未规律监测血糖，间断监测空腹血糖 5.2 ~ 5.6mmol/L，餐后血糖 5.5 ~ 6.0mmol/L。

患者孕 23^{+3} 周筛畸 B 超提示如孕 23 周，胎儿单脐动脉。孕 24^{+5} 周某医院行 B 超提示如孕 24^{+2} 周，单脐动脉，脐动脉 S/D 5.4。孕 28^{+4} 周妇产医院 B 超提示胎儿单脐动脉，胎儿脐动脉血流 S/D 5.66，FL 小于 2SD，胎儿小于相应孕周。孕 30^{+6} 周某医院行 B 超提示胎儿 S/D 4.2，偶见舒张末期血流消失，胎儿如孕 28^{+5} 周，FL、AC 小于 2SD，胎儿单脐动脉，膀胱旁脐动脉走行迂曲。孕 30^{+6} 周于房山某院住院。复查 B 超提示脐动脉 S/D 3.31，大脑中动脉 S/D 4.08，如孕 29 周，胎儿单脐动脉。眼底提示右眼白内障、左眼糖尿病视网膜病变、左眼黄斑水肿严重，裂隙灯下显示病变严重。

患者否认高血压病史，孕 27 周无明显诱因出现双眼视物模糊，未进一步诊治。孕 28^{+} 周产检尿蛋白（＋），产检血压正常，未规律自测血压。4 天前淋雨受凉后出现咳嗽伴发热，无咳痰，体温最高至 38.6℃，予头孢呋辛钠静点抗感染治疗。因患者病情较重，于妊娠 31 周由房山某医院转入我院。

既往史： 自诉慢性贫血数年。

家族遗传史： 否认。

结婚生产史： 孕 3 产 0，2010 年自然流产 1 次，2012 年行人工流产 1 次。

入院查体： 体温 39.2℃，脉搏 110 次/分，血压 122/72mmHg，一般状况可，双肺呼吸音粗，心脏听诊未闻及明显异常，腹软，未见明显宫缩，胎心 155 次/分，无阴道流血流水。宫高 26cm，腹围

96cm，胎位：枕左前位，胎心 142 次/分，先露部浅，宫缩无，骨盆测量：髂棘间径 24cm，髂嵴间径 26cm，骶耻外径 20cm，出口横径 8.25cm，耻骨弓大于 90°，消毒内诊：宫颈未消，宫口未开，先露 S-2，双侧坐骨棘不突，尾骨不翘，骨盆无内聚感。

入院诊断：妊娠 31 周，孕 3 产 0，头位，糖尿病合并妊娠，糖尿病视网膜病变（左眼糖尿病视网膜病变？左眼黄斑水肿、右眼白内障），胎儿窘迫，胎儿单脐动脉，胎儿生长受限，上呼吸道感染，妊娠合并贫血（中度）。

入院后诊疗情况

血糖方面：请内分泌科、眼科、营养科会诊后，予诺和锐 8 - 10 - 10 IU 三餐前 ih，睡前诺和灵 N 14IU ih。

眼科会诊：右眼陈旧性虹膜炎、右眼并发白内障、右眼底待查、左眼 DR - Ⅲ，眼科 B 超：双眼玻璃体内异常回声性质。右眼玻璃体混浊、视网膜脱落、视网膜下出血，左眼玻璃体积血。眼科 OCT：左眼黄斑水肿、右眼窥不入。行尿蛋白定量 0.46 及 0.39g，考虑糖尿病肾病可能。

上呼吸道感染方面：经感染科会诊，完善血 + CRP，生化 C21，血气，PCT，肺炎支原体抗体，衣原体抗体，病毒七项，呼吸病毒九联检，血分片，免疫 + 补体，ESR 等，予头孢曲松 2.0 qd + 100ml 生理盐水静点治疗。

胎心方面：患者入院后主诉胎动正常，2018 - 5 - 25 胎心监护：基线 165 次/分，变异可，加速可，有自发变异减速，最低可至 130 次/分，可迅速恢复，可见不规律小宫缩，强度 20 ~ 40mmHg。产科 B 超：头位，羊水深度 5.3cm，脐动脉 S/D 5.5，大脑中动脉 S/D 3.6，PSV 57.9，超声孕周 28 +6 周，胎儿小于相应孕周，胎儿脐动脉 S/D 值增高，胎儿大脑中动脉异常？胎儿单脐动脉。向患者及家属交代病情后，其要求暂时观察。2018 - 5 - 28 复查 B 超：头位，BPD 7.9cm，HC 27.3cm，FL 5.3cm，AC 23.5cm，羊水深度 4.7cm，脐动脉 S/D 5.1，S/D 4.2（蒂部），胎盘前壁 0 级，膀胱两侧仅见一条脐血管，超声孕周：29 周 3 天，胎儿小于相应孕周，胎儿脐动脉 S/D 值增高，胎儿单脐动脉。2018 - 5 - 29 胎心监护基线 145 次/分，基线平直变异微小，加速欠佳，未见宫缩，家属仍要求观察。2018 - 5 - 30 再次复查 B 超：头位，羊水深度 4.5cm，脐动脉 S/D 4.5，S/D 4.0（蒂部），大脑中动脉 S/D 4.0，胎盘位置：前壁 0 级，膀胱两侧仅见一条脐血管。提示：胎儿脐动脉 S/D 值增高，胎儿单脐动脉。2018 - 5 - 31 2 次胎心监护均微小变异，加速欠佳，再次复查 B 超：脐动脉 S/D 游离处 4.6，蒂部 3.4，大脑中动脉 S/D 3.8，PSV 39.9，胎儿单脐动脉。2018 - 6 - 1 胎心监护：基线 140 次/分，变异中等，加速欠佳，未见明显胎心减速及宫缩。复查 B 超：脐动脉 S/D 游离处 6.1，蒂部 4.4，大脑中动脉 S/D 3.5，PSV 56.4，胎儿单脐动脉。超声预测胎儿体重 1224g ± 179g。再次向患者及家属交代胎儿窘迫风险，其要求手术终止妊娠。

手术顺利，新生儿 Apgar 评分 10 - 10 - 10 分，脐血 pH 7.26，体重：1360g，身长 37cm。

术后考虑诊断为胎儿窘迫，糖尿病合并妊娠，糖尿病视网膜病变（左眼糖尿病视网膜病变、左眼黄斑水肿、右眼白内障），糖尿病肾病？早产，胎儿单脐动脉，胎儿生长受限，上呼吸道感染，妊娠 32 周，孕 3 产 1，手术分娩，枕左前位，活婴，早产儿，极低出生体重儿，妊娠合并贫血（中度）。

病例分析

胎儿宫内窘迫是临床上较为常见的疾病，根据临床发病情况分为急性胎儿窘迫和慢性胎儿窘迫。急性胎儿窘迫表现为胎心异常和羊水粪染。慢性胎儿窘迫主要表现为胎儿宫内发育变慢、胎动减少。如未及时处理，可致新生儿窒息，引起神经系统损伤或致死亡，其发生率为 2.7% ~ 38.5%，是引起围产儿死亡的重要原因，早期筛查和及时终止妊娠，对改善妊娠结局意义重大。

胎儿窘迫相关因素包括：①脐带因素：包括脐带绕颈、脐带假结、脐带扭转、脐带真结、脐带血管破裂、过短、脱垂等；②胎盘因素：胎盘老化，胎盘前置、胎盘早剥；③羊水因素：羊水过少，羊水过多；④产程异常：早产，超出预产期；⑤高危妊娠（高血压、心脏病等）。

目前临床上常用胎儿检测方法包括：胎动、胎儿电子监护、羊水检测、胎儿生物物理评分、血流动力学检测（脐动脉血流、大脑中动脉血流检测、静脉导管分流率）。上述方法的合理应用，能够帮助及时判定胎儿有无缺氧，以便临床上及早采取干预措施。但临床也时常遇见因为监测方法应用不合理或者监测结果解释不恰当导致不良围产儿结局发生或造成不必要临床干预。

1. 胎动

胎动减少提示可能存在胎儿宫内状况不良。正确识别胎动减少对降低围产儿病死率，以及减少不必要的阴道助产和剖宫产术等产科干预措施非常重要。2018 年 1 月，澳大利亚国家健康与医学研究理事会（The National Health and Medical Research Council，NHMRC）联合澳大利亚和新西兰围产期学会（The Perinatal Society of Australia and New Zealand，PSANZ）共同更新发布了胎动减少孕妇的管理指南，提出 12 条指导建议和 1 条管理路径，旨在运用循证医学方法改善胎动减少孕妇的管理质量，以期及早发现高危孕妇，改善围产期结局（表3、图18）。

表 3　胎动减少孕妇管理

对孕妇的建议	每天感知胎动情况 提供 PSANZ 孕妇信息手册 建议孕妇感知到胎动减少或异常胎动时立即咨询相应医务保健人员 医务保健人员应对提出胎动减少或异常胎动的孕妇立即进行病情评估
死胎相关危险因素	死胎病史 胎儿生长受限和小于胎龄儿 产前出血 糖尿病 高血压 产次为 0 或 >3 高龄（>35 岁） 辅助生殖技术 孕妇体质量指数 >25 吸烟或禁忌药物 低收入人群
体格检查	腹部触诊评估子宫张力，以及有无压痛、胎产式和胎姿势等 测量耻骨联合至宫底的高度（cm），并绘制胎儿生长图表 推荐手用胎心听诊仪进行胎心听诊，不建议使用听诊器等 记录孕妇心率，并将其与胎心区分开来 测量血压和体温
胎心监护	胎动减少症状出现 2h 内进行 胎心监护至少进行 20min 或直至出现满意图形 胎心监护过程中注意标记胎动
超声	考虑在 24h 内进行超声检查 包括：胎儿生物物理情况、羊水测量，以及结构筛查（如未筛查过） 如有指征，进一步筛查胎盘和胎儿多普勒超声检查 依据患者的临床特点及相应专业知识决定进行超声检查的时间
FMH	条件允许时，行 Kleihauer 试验或流式细胞学检测 条件许可时，进行彩色多普勒超声监测胎儿大脑中动

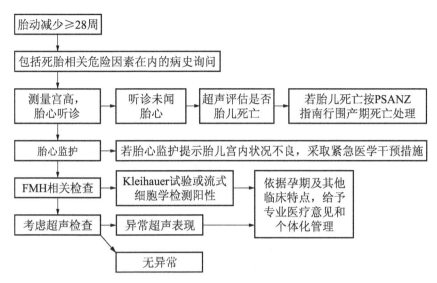

图 18　孕 28 周后胎动减少患者的临床管理路径和干预要点

2. 胎儿电子监护

临床上常用无宫缩应激实验（non – stress test，NST）来预测胎儿宫内储备能力。是目前产前了解胎儿宫内安危的首选监护方法。

NST 检测结果易受母体孕周、合并症、孕妇体位、药物及胎儿本身睡眠周期影响。孕 24 ~ 28 周 50% 的 NST 是无反应的，孕 28 ~ 32 周 15% 的胎心监护无反应。由于健康胎儿可能长达 75 分钟不活动，要进行 40 分钟或更长时间的记录以排除胎儿睡眠周期。如果试验持续达 80 分钟无反应才能提示胎儿窘迫，声震刺激试验也是鉴别睡眠周期的一种方法。孕妇吸烟或服用镇静药物也会引起 NST 无反应。故临床上当 NST 为无反应型时，不能草率地认为胎儿宫内缺氧。

根据目前临床指南监护分为三型，Ⅰ 型为正常图形，Ⅱ 型为不确定图形，Ⅲ 型为异常图形。其中，Ⅱ 型即"不确定图形"所占比例最高。

对 Ⅱ 类监护的处理包括尽可能地纠正对胎儿的潜在危险。推荐的处理办法包括：停用一切产程刺激性药物，评估子宫收缩频率和周期，了解是否有子宫过度刺激。停用缩宫素，0.25mg 特布他林单剂量静脉或皮下注射以松弛子宫，可以抑制宫缩过强。改变孕母体位为左或右侧卧位；监测母亲血压水平探究是否低血压，一次快速静脉给予液体可以纠正低血压；如果是继发于硬膜外给药的母体低血压，可能需要专业麻醉医师给予 α-肾上腺素受体激动剂（如去氧肾上腺素、麻黄碱）改善子宫胎盘血流。但对于处理后不能恢复的 Ⅱ 类监护也不能盲目观察，积极根据宫口扩张情况决定剖宫产或经阴道助产分娩。

3. 宫缩应激试验

如出现 NST 无反应型，在没有阴道分娩禁忌证的情况下，应用 OCT 对胎儿进行评估是安全有效的，并且不会增加胎儿死亡和产科并发症的发生。当然如果 NST 严重异常，是否行 OCT 需要慎重权衡。

4. 羊水监测

（1）羊水减少

妊娠晚期胎盘功能不良或慢性胎儿宫内缺氧时，血液重新分布导致肾血管收缩，胎儿尿液形成减少，使羊水减少。妊娠晚期（孕周≥37 周）时羊水指数（amniotic fluid index，AFI）≤5cm 或最大羊水池深度≤2cm，可诊断为羊水过少。可致围生儿发病率和病死率显著增高。但在胎儿泌尿道畸形、孕妇血容量不足等病例中诊断价值有限。

（2）羊水污染

既往在临床工作中经常认为羊水出现 Ⅱ～Ⅲ 度污染为胎儿窘迫。但近年研究认为羊水Ⅲ度污染不一定都合并酸中毒，单纯羊水胎粪污染既不能认为存在胎儿窘迫，也不能作为剖宫产指征。目前认为当羊水胎粪污染且胎心监护为Ⅰ类图形时，胎儿并未发生酸中毒。此类人群应加强胎心监护，积极处理产程，防止由Ⅰ类图形转化成Ⅲ类图形。而当羊水胎粪污染合并有胎心监护Ⅲ类图形时非常容易发生胎儿酸中毒，存在胎儿窘迫。即单凭羊水性状作为诊断依据，会出现较高的假阳性率，应结合其他监测手段，以达到更高的诊断准确率。

5. 胎儿生物物理评分

胎儿生物物理评分（BiopHysical profile，BPP）通过胎儿心率电子监护及超声观察胎儿多种生物物理活动包括胎儿胎动、胎儿呼吸样运动、胎儿肌张力、AFI，并通过评分法进行综和评分，以判断胎儿预后。使用多项指标检查、综合评分，可以降低单项检查的假阳性率，提高诊断的准确性。BPP 总分 10 分为正常；4~7 分为胎儿可疑缺氧；≤3 分提示胎儿宫内窘迫。胎儿宫内缺氧时，中枢神经系统受抑制，表现出各项指标异常。

6. 血流动力学检测

运用彩色多普勒超声技术检测胎儿血管的血流动力学，可了解胎儿宫内血供情况预测胎儿缺氧及妊娠的可能结局。

（1）脐动脉血流检测

正常脐动脉在妊娠 12~14 周时可出现舒张末期血流，随妊娠的进展，胎盘逐渐成熟，绒毛血管增多增粗，胎盘血管阻力下降，血流量增多，以保证胎儿正常发育的血液供应。脐动脉血流指数主要包括：阻力指数 =（收缩期峰值流速 – 舒张末期流速）/收缩峰值流速；波动指数 =（收缩期峰值流速 – 舒张末期流速）/时间平均流速；收缩期、舒张期比值（systolic – diastolic ratio，S/D）= 收缩期峰值流速/舒张末期流速,其中以 S/D 比值最为广泛应用。临床上综合孕周、年龄、体质量等因素以后,多以妊娠 28 周以后 S/D 比值 >3.0 或 S/D 值高于相应孕周 95% 百分位为异常。在高危妊娠中,如妊娠期高血压、妊娠期糖尿病、胎儿宫内生长受限等,常伴有胎盘功能低下及胎盘血管痉挛、梗死、水肿,使宫腔狭窄,造成胎儿 - 胎盘循环阻力增加,使脐动脉血流量减少,血流阻力增大,供血不足而导致胎儿缺血、缺氧,发生胎儿宫内窘迫,表现为脐动脉血流指数的升高,彩色多普勒超声检查明显有助于减少围生期病死率,改善胎儿预后;当脐动脉舒张末期血流缺失、反流,常提示胎儿处于严重的缺血缺氧和酸中毒状态,严重影响胎儿预后。但是由于临床上胎动、母儿心率及母体体温等变化,均能影响到脐动脉血流指标的测量,从而影响其对胎儿宫内缺氧评估的准确性和可靠性。

超声多普勒血流在胎儿生长受限宫内状况,指导终止妊娠时机有重要意义。2013 年 ACOG 指南建议,仅脐动脉舒张期血流消失,可期待妊娠至 34 周后终止;脐动脉舒张期血流反向,可期待妊娠至 32 周后终止;仅脐动脉血流增加,可期待妊娠至 38 ~ 39 周。

(2)大脑中动脉血流检测

胎儿大脑中动脉 MCA 是大脑半球血液供应最丰富的血管,其血流阻抗指标(PI,RI,S/D)是颅脑血液循环阻力指标,可反应胎儿脑部血液循环的动态变化。胎儿缺氧时,周围血管收缩,心脑血管代偿性扩张,血流量增加,以保证心脑等重要器官的血液供应,称"脑保护效应"。脑保护效应出现早于脐血流改变和晚期减速前 2 ~ 3 周,故胎儿 MCA 血流指数变化在胎儿宫内缺氧时出现的更早、更敏感。但 MCA 的 RI 具有双向变化,即缺氧代偿期时阻力下降,缺氧失代偿期时阻力正常或升高。因此,单独 MCA 指标预测胎儿宫内窘迫仍有较大局限性。故认为 MCA 需与其他测量方法结合以提高准确率，如脐动脉、子宫动脉血流。

（3）静脉导管血流

静脉导管位于脐静脉和下腔静脉之间，是胎儿时期血液循环中一条重要又特殊的血管，它负责把高含氧量的血流直接运输回心脏，为胎儿主要器官（心脏、大脑）供血，对胎儿体内高氧血的分配起到了较为重要的作用。静脉导管缺失或返流是一种胎儿窘迫的晚期表现，出现这个征象时，胎儿已经因缺氧而造成了不可逆的多器官损伤。

🏥 病例点评

本病例中一例为急性胎儿窘迫，另一例为慢性胎儿窘迫，二者病因、临床表现和处理并不相同。急性胎儿窘迫多发生于分娩期，常见病因主要为脐带打结或缠绕、胎盘早剥、宫缩过强、母体急性失血胎盘灌注不足等，临床表现为胎心率持续大于 160 次/分，或低于 120 次/分、羊水胎粪污染、胎动异常等，需要立即终止妊娠。病例 1 孕 37 周出现胎动减少和胎心监护基线平直，急诊手术证实为脐带真结。病例 2 母体存在糖尿病并发微血管病变，胎盘发育不良，妊娠 24 周后出现胎儿生长受限，但胎儿结构未见异常，积极控制血糖，采用超声监测胎儿生长参数、羊水量及脐动脉、胎儿大脑中动脉多普勒血流、结合胎心监护 NST，评估胎儿宫内情况，期待妊娠至 32 周后终止妊娠，获得较好妊娠结局。

参考文献

1. 张颖，洪林巍，王昕．彩色多普勒超声血流动力学参数预测胎儿窘迫临床意义研究．中国实用妇科与产科杂志，2018（1）．

2. 杨翠萍，辛虹. 2018 澳大利亚/新西兰临床实践指南：胎动减少孕妇的管理要点解读. 河北医科大学学报，2018，39（4）：373 – 377.

3. 刘铭，段涛. 胎粪污染羊水处理. 中国实用妇科与产科杂志，2010，26（2）：106 – 108.

4. 王冬梅，王会芝，马秀华. 羊水Ⅲ度污染经阴道分娩的临床安全性分析. 中国医刊，2017（12）.

5. Oyelese Y, Vintzileos A M. The uses and limitations of the fetal biopHysical profile. Clin Perinatol, 2011, 38（1）：47 – 64.

6. 严玺德，宗尚华，周春燕，等. 超声对宫内窘迫胎儿动脉血流动力学分析. 临床超声医学杂志，2015，27（2）：140 – 141.

（龙燕　白雪　编写）

020　妊娠合并系统性红斑狼疮致胎死宫内一例

🖊 病历摘要

　　患者 38 岁，主因"停经 31^{+2}周，未感胎动 1 天"入院。患者平素月经规律，核对预产期无误，孕 8^{+1}周甲功提示：TSH 10.63μIU/ml，FT3 2.9ng/dl，FT4 0.87ng/dl，诊断为甲状腺功能减退，予优甲乐每日 50mg 口服治疗，监测甲功正常，末次甲功：TSH 2.74μIU/ml，FT3 2.74ng/dl，FT4 0.67ng/dl；规律产检，孕 21^{+6}周羊水穿刺未提示异常，孕 22^{+1}周 B 超胎儿结构异常筛查未见异常。孕 24^{+2} 周胎儿心脏筛查未见异常，孕 26^{+1} 周 OGTT 4.12 – 9.16 – 9.21mmol/L，诊断为妊娠期糖尿病，孕期饮食运动控制血糖，腹血糖波动于 3.9 ~ 4.2mmol/L，餐后 2 小时血糖波动于 5.1 ~ 6.2mmol/L，孕 30^{+1} 周糖化血红蛋白为 4.7%，孕 8 周、孕 17^+ 周尿蛋白（+），孕 21^+ 周、孕 25 周尿蛋白（±），尿蛋白定量：0.22g/24h，孕期血压正常，肾功正常；孕中晚期无头晕眼花、血压升高等不适。患者现停经 31^{+2} 周，未感胎动 1 天，彩超提示：胎死宫内，收住院拟引产。

既往史： 2007 年因"产程异常（宫口开大 7cm）"于某医院行子宫下段剖宫产分娩女活婴，出生体重：3000g，健康。术后发热，最高体温达 39℃，否认腹部切口感染。

查体： 生命体征平稳，心肺未闻及异常。宫高 29cm，腹围 95cm，胎位：头位，出口横径 8.5cm，消毒内诊：宫颈消 50%，质中，居中，宫口未开，先露 S – 2cm。

辅助检查： 产科 B 超（孕 31^{+2} 周）：BPD 7.7cm，HC 28.2cm，FL 5.5cm，AC 25.4cm，羊水深度 8.2cm，孕妇子宫前壁下段显示不清，连续性尚可，提示：宫内孕，单死胎、头位、超声孕周：30^{+1} 周，羊水过多。DIC：APTT 36.10s，Fbg 4.97g/L，PT 12.10s，FDP 4.60mg/L，D – Dimer 1.50mg/L；肝肾功能及血尿常规均正常。

诊断： 妊娠 31^{+2} 周，孕 2 产 1，头位，胎死宫内，羊水过多，子宫瘢痕，妊娠期糖尿病，妊娠期蛋白尿，妊娠合并甲状腺功能减退。

诊疗经过： 入院后完善风湿免疫及感染相关指标，结果回报：ESR 72mm/h；CRP 16.70mg/L，RF 81.1KIU/L，ASO 143.00IU/ml，ANA +1：640，抗 SSA、SSB 抗体阳性；ACL：阴性；免疫球蛋白 +

补体：IgG 2580.0mg/dl，C_3 138.00mg/dl，C_4 20.60mg/dl；余免疫指标及相关化验检查具无明显异常。请免疫科室会诊，考虑结缔组织病，抗磷脂综合症？系统性红斑狼疮？干燥综合症？予美卓乐20mg qd；碳酸钙 2 片 tid；盖三淳 0.5μg qd，口服羟氯喹 0.2bid；入院后第 3 天予水囊 + 催产素点滴引产，患者自然分娩一死婴，外观无畸形，体重 1200g，脐带扭转 20 周，胎盘病理提示病变符合胎膜炎、胎盘绒毛膜羊膜炎。患者术后继续口服激素治疗，风湿免疫科随访。

病例分析

　　结缔组织病是泛指结缔组织受累的疾病，包括系统性红斑狼疮、类风湿性关节炎、硬皮病、皮肌炎、结节性多动脉炎、韦格纳肉芽肿、巨细胞动脉炎及干燥综合症等。这些疾病各有不同，各有自己的特异性，但有很多共同性，如多系统受累（皮肤、关节、肌肉、心、肾、造血系统、中枢神经等可同时受累），可伴发热、关节痛、血管炎、血沉增快、γ 球蛋白增高等。结缔组织病的病因及发病机制未明，一般认为与遗传、免疫异常及病毒感染等有一定关系，是多因性疾病。随着免疫学的进展，发现多数结缔组织病均伴有免疫学的异常，有自身抗体存在，故也将这组病归入自身免疫性疾病。结缔组织病好发于生育年龄，因此它常常会涉及妊娠生育问题。一些针对自身抗原产生的抗体是该疾病的特异性标记物，如类风湿因子常为阳性，滴度常增高，血沉常增快，部分患者有弥漫性的高丙球蛋白血症。部分患者血清补体有轻度到中度减少。

　　妊娠合并免疫性结缔组织病多见于系统性红斑狼疮（systemic lupus erythematosus，SLE）、干燥综合征（sjogrensyndrome，SS），

系统性硬化症。SLE 可能在孕期首次发病，而抗磷脂综合征（antiphospholipid syndrome，APS）常常被漏诊。APS 是 1983 年首次被注意到的新概念，它可能是原发的，也可能继发于其他疾病，如 SLE、类风湿性关节炎、系统性硬化症。

妊娠与干燥综合症：SS 是一种累计全身外分泌腺的慢性炎症性自身免疫性疾病，分为原发性和继发性两种。前者指单纯性 SS，后者指伴有其他结缔组织病，如 SLE，系统性硬化症等。SS 患者不仅泪腺、唾液腺等外分泌腺受损，而且腺体外系统如呼吸、消化系统等也受损。而胎盘作为免疫损伤的靶器官，母体的抗核抗体、抗 SSA、抗 SSB 等 IgG 类抗体可通过胎盘进入胎儿体内，导致胎儿生长受限，早产甚至胎死宫内等不良妊娠结局。

妊娠与系统性红斑狼疮：SLE 是一种多器官及多系统受损的自身免疫性疾病，好发于育龄女性。本病可产生多种抗体，损伤血管内皮细胞。由于免疫复合物的沉积，胎盘滋养组织和蜕膜的血管病变可致胎盘缺血性梗死，血液灌注减少，继而引起妊娠期高血压疾病、胎死宫内、早产、胎儿生长受限或低体重儿等不良妊娠结局。

对于合并结缔组织病的孕产妇，孕期初次发现者，往往已经合并有胎盘功能不良，胎儿宫内生长受限甚至胎死宫内。孕前合并结缔组织病者，要做好孕前评估，包括孕产史、结缔组织病史、当前疾病活动度、最后发作时间、慢性脏器损伤、最近血清学检查结果（包括抗风湿因子，抗双链 DNA 抗体、补体等）、基础血压、尿液分析、肾功能。警惕孕期发生妊娠期高血压疾病。由于疾病发作和血栓形成的高风险，分娩后 2～3 个月内要严密监护。必要时产后预防性应用低分子肝素以降低静脉血栓栓塞性疾病发生。

本例患者既往无风湿免疫病史，本次妊娠以胎死宫内为主要表现，相关辅助检查提示结缔组织病，干燥综合征？系统性红斑狼

笔记

疮？属孕期初次发病病例。但结合患者多次产前保健情况，仍有一些蛛丝马迹对我们有一定的提示作用。例如，孕期出现的蛋白尿，以及胎儿生长发育慢，因此对于孕期出现的异常指标，产科医师应该多方面考虑，以避免遗漏重大疾病。

🏥 病例点评

该病例中孕妇因妊娠 31 周，胎死宫内就诊，在筛查胎死宫内病因时发现免疫指标异常初步诊断为妊娠合并结缔组织病，而结缔组织病的病因和分类还有待患者疾病演变和相应客观检查进一步明确。结缔组织病中抗磷脂综合征常以不良妊娠结局为首发症状，该患者妊娠期抗心磷脂抗体筛查虽然为阴性，还应检测狼疮抗凝物和 β2 - 糖蛋白 1 抗体进一步明确诊断。此外，该患者妊娠早期间断出现尿微量蛋白，如果及时进行免疫疾病的相关筛查，可能更早发现患者合并结缔组织病。

参考文献

1. Atekabarrutia O，Nelsonpiercy C．Connective tissue disease in pregnancy．Clinical Medicine，2013，13（6）：580 - 584.

2. Dongying C，Minxi L，Jianyu Z，et al．Fetal and Maternal Outcomes of Planned Pregnancy in Patients with Systemic Lupus Erythematosus：A Retrospective Multicenter Study．Journal of Immunology Research，2018，2018：1 - 7.

3. Knight C L，Nelsonpiercy C．Management of systemic lupus erythematosus during pregnancy：challenges and solutions．Open Access Rheumatology Research & Reviews，2017，9：37 - 53.

（龙燕　马楠　编写）

021 选择性胎儿生长受限一例

病历摘要

患者 30 岁，主诉"停经 36^{+3} 周，产检发现胎心监护异常半天"入院。患者平素月经规律，5/26 天，末次月经 2016 - 8 - 22，自然受孕，孕早期 B 超提示双胎妊娠，单绒双羊，胎儿符合孕周，核对孕周无误。孕期 OGTT 4.97 - 8.4 - 9.13mmol/L，诊断为"妊娠期糖尿病"，饮食及运动控制血糖，空腹血糖波动在 4.4 ~ 4.9mmol/L，餐后 2 小时血糖波动在 6 ~ 8mmol/L。孕 36^{+4} 周糖化血红蛋白 5.1%。患者现妊娠 36^{+3} 周，自觉胎动好，今日门诊 2 次胎心监护提示左侧胎儿变异、加速欠佳，孕期每两周复查 B 超监测胎儿生长，孕早期及中期生长速度满意，自孕 34 周起 B 超提示右下胎儿无明显增长，体重（2101 ± 307）g，小于相应孕周第 10 个百分位，考虑"胎心监护异常""选择性生长受限"收入院。

既往史：孕 1 产 0，否认慢性病史。

查体：体温 36.5℃，脉搏 76 次/分，宫高：44cm，腹围：116cm，胎位：臀位/横位，胎心：146/144 次/分，先露部：浮，宫缩：无，余无特殊。

辅助检查：门诊 2 次胎心监护：（右侧）基线 140 次/分，中度变异，加速好，NST 反应型；（左侧）基线 150 次/分，变异、加速欠佳，NST 不满意；彩超（2017 - 5 - 4，我院，月经孕周 36^{+1} 周）：双胎之胎儿 1，位于右下：BPD：8.4cm，HC 31cm，FL 6.3cm，AC

 笔记

28.8cm,羊水指数:10.6cm,胎盘右侧壁,Ⅰ级。胎儿颈部可见U形压迹,臀斜位,超声预测胎儿体重2101±307g;双胎之胎儿2,位于上方:BPD:9.1cm,HC 33.5cm,FL 6.6cm,AC 33.8cm,羊水指数:10.6cm,胎盘右侧壁,Ⅰ级。胎儿横位,超声预测胎儿体重3018±441g。

诊断:妊娠36^{+3}周,孕1产0,臀位/横位,双胎妊娠(单绒双羊),胎心监护异常,妊娠期糖尿病,选择性胎儿宫内生长受限。

诊疗经过:因考虑双胎妊娠(单绒双羊),虽胎心监护复查反应型,但考虑胎儿已满36周,选择性胎儿宫内生长受限,故予促胎肺成熟后行子宫下段剖宫产术,手术顺利,新生儿出生体重2100g/2900g,新生儿Apgar评分均为10分,术后如期出院。

病例分析

选择性宫内生长受限(selective IUGR,sIUGR)是胎儿生长受限的一种情况,与双绒毛膜双胎比较,单绒毛膜双胎sIUGR发生概率更高。在单绒双羊双胎中的发生率为10%~15%。目前临床诊断标准通常是估计胎儿体重低于同胎龄正常胎儿体重的第10个百分位,两胎儿的体重相差>25%。按照脐动脉血流特征及其临床预后可将sIUGR分为3型:小胎儿舒张期血流正常为Ⅰ型,伴有小胎儿持续舒张期血流消失或反向为Ⅱ型,伴有小胎儿间断的舒张末期血流消失或反向为Ⅲ型。

研究显示,导致sIUGR的原因主要为胎盘份额分配不均和脐带异常插入,影响sIUGR预后的主要为胎盘浅表吻合血管。Ⅰ型的胎盘份额差距最小,而且胎盘份额之间存在较多的血管吻合,故双胎体重差距较小,预后较好。Ⅱ型及Ⅲ型胎盘份额差距较大,Ⅱ型病例胎盘份额间血管吻合较少且直径细小，"小胎"得到补偿性灌注较少，生长发育落后明显，预后在各型中最差。Ⅲ型的胎盘份额差距与Ⅱ型相似，但由于份额间存在较粗大 A－A 吻合，"小胎"得到较好的补偿性灌注，其自然预后要好于Ⅱ型，但粗大 A－A 吻合的存在也使"大胎"向"小胎"发生急性输血的可能性增加，尤其是"小胎"处于濒死状态时，临床预后具有较大的不可预测性。

针对不同类型的 sIUGR，处理方式有所差别。①Ⅰ型 sIUGR：Ⅰ型患者妊娠结局较好，一般不需要宫内干预，可在严密监护下期待治疗，每 2 周复查超声检测脐血流变化。如没有发生脐血流缺失或倒置现象，可期待妊娠至 34～35 周；然而，仍有 11.1% Ⅰ型患者发生小胎儿宫内情况恶化，尤其是最初诊断为Ⅰ型 sIUGR，之后发展为Ⅱ型或Ⅲ型者，预后欠佳，存在较高的小胎儿胎死宫内，继发大胎儿神经系统损伤者。②Ⅱ型 sIUGR：对于Ⅱ型患者，期待治疗及宫内治疗的选择主要根据孕周、小胎儿宫内情况，严重程度，家属意愿，以及技术层面来决定。很多病例小胎儿仅表现为脐动脉多普勒异常，而静脉导管血流参数正常，在充分评估和交代风险后，可以酌情进行期待治疗，孕期每 1～2 周复查超声，评估静脉导管血流，监测胎儿生长情况，终止妊娠的孕周一般不超过 32 周，在特殊情况下可严密监护，适当延长孕周，但需充分告知期待过程中的风险。③Ⅲ型 sIUGR：对于早期诊断的具有高危因素的Ⅲ型 sIUGR 可以考虑选择性减胎术，当家属要求期待治疗时，随访频率与Ⅱ型 sIUGR 一致，建议不超过孕 32 周分娩。

适时终止妊娠获得存活儿是各种处理方案的最终目的。sIUGR 减胎治疗后可按单胎妊娠处理，一般无须在足月前进行干预。选择期待观察的病例应定期进行超声检查评估胎儿病情，注意胎儿病情是否进展，尤其是"小胎"病情出现恶化时，需适时终止妊娠。

"小胎"发育落后的程度不断加重、合并羊水过少、出现脐动脉舒张末期血流持续倒置、静脉导管搏动指数大于相应孕周的第 95 个百分位等，均为"小胎"可能在短期内胎死宫内的预测指标。当出现以上征象时，可结合患者孕周及新生儿救治条件进行计划分娩，降低"小胎"死亡后导致"大胎"失血性贫血及神经系统损伤的风险。sIUGR 的分娩建议在准备好新生儿抢救的情况下采用剖宫产终止妊娠。

针对双胎妊娠的患者，首先需要明确绒毛膜性，往往在孕 6 ～ 10 周宫腔内有两个胎囊即为双绒毛膜双胎，如果仅有一个胎囊则认为单绒毛膜双胎。该患者在孕早期即诊断为单绒毛膜双羊膜囊双胎。因双胎妊娠患者妊娠并发症的发生率明显高于单胎孕妇，因此应严密监测患者的血压，体重及自觉症状，增加产检次数，及时发现异常征象。对于单绒双羊双胎，发生双胎输血综合征（TTTS）、双胎反向血流灌注综合征（TRAP）和双胎贫血红细胞增多序列征（TAPS）双胎之一结构异常或双胎之一胎死宫内等，孕期应每 2 周行一次超声检查，及早发现上述并发症并予以治疗。该患者 B 超提示右下胎儿近 2 周无明显增长，体重（2101±307）g，小于相应孕周第 10 个百分位，故选择性宫内生长受限诊断明确，B 超未提示脐血流异常，故属于 I 型 sIUGR，且患者已妊娠 36 周，一臀位，一横位，故宜选择手术终止妊娠，双胎胎儿预后较好。

📋 病例点评

该病例妊娠早期确诊为单绒双羊双胎，孕期规范产检。妊娠早期超声胎儿 NT 筛查和胎儿结构筛查，两个胎儿均未提示异常。妊娠晚期发现胎儿之一生长缓慢，孕 34 周确诊为 sIUGR，同时除外母体感染及免疫等因素引起胎盘功能不良。随后评估胎儿宫内状况非常重要，可采用的手段包括超声密切监测胎儿生长参数、羊水量及脐动脉和大脑中动脉等多普勒血流；胎儿生物物理评分及胎心监护（NST）。一旦发现小胎儿宫内缺氧，适时终止妊娠可改善围产儿预后。

参考文献

1. 中华医学会妇产科学分会产科学，组中华医学会围产医学分会胎儿医学学组. 双胎妊娠临床处理指南（第二部分）双胎并发症的诊治. 中华妇产科杂志，2015（9）：641 – 647.

2. Pasquini L, Conticini S, Tomaiuolo T, et al. Application of Umbilical Artery Classification in Complicated Monochorionic Twin. Twin Res Hum Genet, 2015, 18（5）：601 – 605.

3. Bennasar M, Eixarch E, Martinez J M, et al. Selective intrauterine growth restriction in monochorionic diamniotic twin pregnancies. Semin Fetal Neonatal Med, 2017, 22（6）：376 – 382.

（龙燕　马楠　编写）

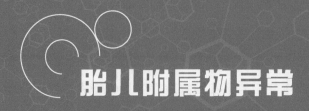

胎儿附属物异常

022 凶险性前置胎盘一例

📋 病历摘要

患者 30 岁，主因停经 34 周，B 超提示可疑胎盘植入 1 个月入院。

现病史： 平素月经规律，5 天/25 天，末次月经 2017 - 6 - 15。房山区妇幼保健院建册，定期产检。患者孕 5 周因少量阴道出血黄体酮口服保胎治疗 1 个月后好转，孕 10 周因妊娠剧吐住院治疗，孕 10 周开始尿蛋白 3 次（+），2 次（+）（-），2017 - 12 - 29 行

24 小时尿蛋白定量结果 <0.15g/L，血压均正常，诊断妊娠期蛋白尿，孕中晚期无头晕眼花等不适。停经 26 周无明显诱因出现阴道出血，色鲜红，住院予硫酸镁静点保胎治疗好转后出院，孕 31 周行核磁报告提示：完全性前置胎盘，伴胎盘出血。现停经 34 周，无腹痛，少量阴道褐色分泌物，无阴道流水，转入我院。

既往史：体健。孕 2 产 1，2014 年因胎儿窘迫于房山区妇幼保健院行剖宫产术产一体重 3200g 的活婴，现体健，手术顺利，无产后出血，术后恢复好。

入院后胎心监护提示可见宫缩，予以硫酸镁静点保胎治疗，予以地塞米松促胎肺成熟，入院后复查 B 超提示前壁胎盘，覆盖宫颈内口向后壁反折 8.4cm，胎盘与子宫前壁下段部分界限不清，胎盘实质回声不均，内血流较丰富，胎盘最厚处 6.0cm，宫颈管长约 2.7cm。复查核磁提示：胎盘组织完全覆盖宫颈内口，胎盘下缘可见条状及片状 T_1W_1、T_2W_1 高信号影，子宫肌层菲薄，厚约 0.2cm，外缘尚光滑，内缘显示不清，提示完全性前置胎盘，伴胎盘出血。入院硫酸镁保胎至 36 周终止妊娠，术前全院讨论，备同型红细胞 10 单位，血浆 1000ml，血小板 1U，备自体血回输。手术当日术前麻醉科行锁骨下静脉穿刺，桡动脉置管，泌尿外科上台行双侧输尿管支架放置术。术中见子宫位置居中，子宫下段形成佳，切开子宫下段肌壁，胎盘前置打洞，刺破羊膜囊，羊水清，量约 500ml，以枕左前位助娩出一活婴，清理呼吸道，断脐后交台下，新生儿无窒息，Apgar 评分 1 分钟 10 分，5 分钟 10 分，手剥胎盘，胎盘娩出完整，前壁下段有活动出血，给予前壁贯穿缝合 3 次，同时双侧子宫动脉下行支结扎，宫体及静脉各注射催产素 20 单位促进子宫收缩，术中子宫收缩欠佳，予安列克、麦角新碱肌注促进子宫收缩，后无明显活动性出血，宫腔放置 22 号尿管，注生理盐水 50ml，常规缝合子宫下段切口，术中患者血压脉搏平稳，出血 600ml，尿量 100ml，色淡粉红。术后 12 小时宫腔内压迫球囊脱出阴道口外，予完整取出，引流量约为 150ml，按压宫底阴道无明显出血，患者术后第 4 天痊愈出院。

诊断：凶险性前置胎盘，中央性前置胎盘，胎盘植入（粘连型），产后出血，子宫瘢痕，早产，妊娠期蛋白尿，妊娠 36^{+1} 周，孕 2 产 2，手术分娩，枕左前位，活婴。

病例分析

凶险性前置胎盘（pernicious placenta previa）由 Chattopadhyay 等首先提出，其定义为：既往有剖宫产史，此次妊娠为前置胎盘，且胎盘附着于原子宫瘢痕部位者，常伴有胎盘植入。近年来随着剖宫产率的上升，凶险性前置胎盘的发生率也相应上升，其诊断及处理具有特殊性，值得临床重视。

1. 凶险性前置胎盘的产前诊断

凶险性前置胎盘的临床特点当既往有剖宫产史的孕妇在孕中晚期出现无痛性阴道流血、先露高浮、异常胎产式等，应该警惕前置胎盘的发生，其确诊需要影像学资料。当影像学证据表明患者的胎盘位于子宫下段并覆盖子宫瘢痕时即可明确诊断为凶险性前置胎盘。前置胎盘患者发生产前出血的早晚及出血量多少往往与前置胎盘类型相关，通常中央性前置胎盘产前出血早、出血量多，但是中央性前置胎盘患者孕晚期若无异常阴道流血应警惕完全性胎盘植入。

2. 凶险性前置胎盘的影像学特征

1）凶险性前置胎盘的超声特征

2005 年英国皇家妇产科医师协会指出孕 20 周时常规超声筛查

时应该明确胎盘位置，并且指出经阴道超声检查是安全的，准确性更高，如果孕 20 周时发现孕妇胎盘位置不正常应该进行影像学随访。对于既往剖宫产的孕妇由于前置胎盘及胎盘植入的概率增加，因此孕 20 周时如果胎盘位于前壁、到达宫颈内口，应该严密超声随访注意识别是否存在胎盘植入于子宫瘢痕处。胎盘植入超声影像学表现为：a. 胎盘后低回声区消失。b. 胎盘后低回声区不规则。c. 膀胱壁与子宫浆膜层的强回声线变薄、中断。d. 局部团块突向膀胱。e. 胎盘内出现"干酪"样无回声区。胎盘植入彩色多普勒超声表现为：a. 广泛性或者局灶性胎盘实质内腔隙血流。b. 伴湍流 ［收缩期峰值血流速度（peak systolic velocity，PSV）> 15cm/s］ 的血池。c. 膀胱子宫浆膜交界面出现过多血管。d. 胎盘周围血管明显扩张。胎盘植入三维多普勒超声表现为：a. 正面观整个子宫浆膜面与膀胱区血管丰富。b. 侧面观胎盘部位血管丰富。c. 侧面观胎盘小叶及绒毛间循环分界不清，血管分支杂乱。

2）凶险性前置胎盘的磁共振成像检查

胎盘植入患者其特征性的 MRI 表现为子宫轮廓凸出、胎盘内出现异质性信号强度、T2 加权相上出现黑色条带。

3. 凶险性前置胎盘的处理决策

凶险性前置胎盘的处理需要产科、麻醉科、泌尿科、影像、ICU、检验、血库、儿科等多学科协作，应根据患者阴道流血量、有无休克、妊娠周数、胎儿是否存活，是否临产等因素综合判定，应该遵循个体化原则。其处理包括期待疗法及终止妊娠两方面，应注意平衡孕妇及胎儿两方面的利益。

1）凶险性前置胎盘的期待治疗

凶险性前置胎盘患者的期待治疗与一般性前置胎盘类似，包括使用宫缩抑制剂抑制宫缩延长孕周、糖皮质激素促进胎肺成熟、酌情使用抗生素预防感染等措施。对于没有产前出血的前置胎盘患者不使用药物仅密切观察更为合理。在凶险性前置胎盘患者的期待治疗中应该强调改善患者营养状况、指导孕期体重增加、尽力纠正孕期贫血，以提高患者对急性出血的耐受程度。同时应该关注胎儿生长发育状况，努力延长孕周、增加新生儿（早产儿）出生体重，改善围生儿结局。因为凶险性前置胎盘常伴发胎盘植入，其处理颇为棘手，即使欧美发达国家也强调在期待过程中及时将患者成功转至综合实力强、具备高素质医疗团队及高水平 NICU 的医疗中心，以利于孕产妇及围生儿的抢救。当基层医院收治既往剖宫产史的患者出现孕中晚期阴道流血时应尽早明确有无凶险性前置胎盘可能，尽早转上级医院诊治。

2）凶险性前置胎盘终止妊娠时机

凶险性前置胎盘终止妊娠时机应考虑孕妇及胎儿两方面的利益。当患者出现明显的活动性出血时，不论孕周大小，都应立即终止妊娠。对不伴有产前出血的凶险性前置胎盘患者，分娩孕周目前仍有争议。没有临床症状且没有胎盘植入的凶险性前置胎盘，可以在 35～38 周内促胎肺成熟后择期终止妊娠。2011 年英国皇家妇产科医师协会（RCOG）的指南中指出，合并胎盘植入的前置胎盘建议在 36～37 周以前终止妊娠。我国的指南提出在 34～36 周分娩可改善母儿结局。

3）凶险性前置胎盘围术期处理

凶险性前置胎盘患者常出现严重产前、产时及产后出血、患者常继发休克、DIC，需要输血、急诊子宫动脉或者髂内动脉结扎、急诊子宫动脉栓塞及急诊子宫切除等措施，因此其围术期充分的准备及恰当的处理尤为关键。对于凶险性前置胎盘择期剖宫产优于急诊剖宫产。术前应该充分估计手术难度，虽然凶险性前置胎盘特指

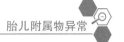

继发于剖宫产后覆盖子宫瘢痕的前置胎盘，但是实际工作中若前置胎盘患者既往有子宫手术史，如多次人工流产及清宫、子宫肌瘤剔除、子宫矫形手术等常伴胎盘植入，应该视为"凶险性前置胎盘"予以高度重视。此外患者既往下腹部开腹手术史常伴盆腹腔脏器粘连，增加了术中出血及脏器损伤的概率，也增加了手术难度。术前应该与患者及其家属建立良好的沟通，充分告知手术相关风险及可能采取的措施；术前准备充足的血液制品；建立良好的静脉通道；手术选择经验丰富的产科医师及麻醉医师。

病例点评

1. 对于凶险性前置胎盘的孕妇，孕前保健，要尤其重视是否存在贫血及体重过轻。这类孕妇对失血的耐受性差，易发生失血性休克。建议孕期补充铁剂，最大限度的提高铁初步和血红蛋白的携氧能力。术前血色素应达 $100 \sim 110g/L$。孕前体重指数 $< 18.5kg/m^2$ 的孕妇，需加强其孕期体质量管理，提高其对失血的耐受力。

2. 凶险性前置胎盘患者，术前充分评估很关键。建议手术医师术前和超声医师共同评估患者，特别关注预先设计子宫切口下胎盘具体情况及血流信号分布，是否能避免大量出血、快速娩出胎儿等。如胎盘位于子宫前壁下段、穿透，局部膨隆且胎盘前后壁分布均等覆盖于宫颈内口，正常宫颈结构消失，甚至胎盘与膀胱分界不清，子宫切除风险极高。阴道超声显示子宫下段胎盘血流更敏感，显示宫颈形态及血流更准确。文献报道子宫膀胱壁血流增加和出现垂直于子宫壁的血管，预测胎盘植入的敏感性和特异性均最好。目前认为，对于凶险性前置胎盘合并胎盘植入的诊断，首选超声诊断，核磁检查可作为辅助检查手段，尤其当胎盘主体部位位于子宫后壁、高度可疑重型胎盘植入需正确评价植入部位、深度及局部解剖关系时，MRI 可作为有价值的补充检查手段。

3. 术前评估与术中情况可能存在差异。此病例术中情况要轻于术前评估。但有时会存在术前评估不足的情况，因此要重视开腹后的二次评估。如术中所见为重型的胎盘植入，应在输注红细胞的前提下，在有经验的多学科的抢救人员到位的情况下再切开子宫。

4. 娩出胎儿后，子宫血管血流尚未阻断之前，切不可剥离胎盘。应先将子宫提出腹腔外，立即给予子宫收缩剂，于子宫下段尽可能低的位置上止血带，控制出血量。如情况允许，可在切开子宫前，尽量下推膀胱，为阻断血管做好准备。

5. 对于有生育要求的患者，可根据术中情况决定是否保守治疗。评估可保守治疗者其方案可循序渐进，首先在胎儿娩出后立即予以促进子宫收缩的药物，观察胎盘娩出情况及出血情况，若持续出血，应立即行血管结扎、子宫捆绑、子宫压迫缝合等控制出血，若仍不能控制，需考虑行子宫全切术。

参考文献

1. 杨静，赵扬玉. 凶险性前置胎盘合并胎盘植入的影像学诊断研究进展. 实用妇产科杂志，2017，33（9）：643-646.

2. 常青，王丹. 凶险性前置胎盘保留子宫的评估及手术方法. 实用妇产科杂志，2017，33（9）：649-652.

（张洁文　郑一頔　编写）

笔记

023 脐带脱垂一例

病历摘要

患者女性，36岁，因停经39^{+1}周，不规律下腹痛，无阴道流血流水，收入院。平素月经规律，7天/28天，末次月经2017-10-13，孕期平顺，定期产检。根据早期B超核对孕周，预产期提前10天。孕期无创DNA低危，孕25^+周筛畸B超提示胎儿未见明显异常。孕期OGTT：4.22-9.72-5.30mmol/L。孕中晚期无血压升高，无头晕眼花等不适。孕4产1，2006年顺产一3000g女婴。体格检查及辅助检查无特殊。

入院诊断：妊娠39^{+1}周，孕4产1，枕左前位，妊娠合并贫血。

入院后20:00行胎心监护：基线140次/分，变异中度，可见频发早减，最低110次/分，20:30自然破水，内诊检查：宫颈消80%，质中，宫口松，先露S-3，宫颈口处可及索条状物脱出，有血管搏动，考虑为脐带脱垂。立即抬高臀部，上推胎头减少脐带受压。启动紧急预案，立即转移至产房小手术室，局麻下行子宫下段剖宫产术。手术顺利，于20:45剖宫产一男婴，体重3300g，新生儿Apgar评10-10-10分。术后恢复良好，如期出院。

病例分析

　　脐带脱垂（umbilical cord prolapse，UCP）是指在胎膜破裂情况下，脐带越过胎先露脱出于宫颈口外降至阴道内，甚至露于外阴部（显性脱垂）；或者在胎膜未破时，脐带位于胎先露前方或一侧（隐性脱垂），是导致围产儿死亡的重要原因，发生率为 0.1%~0.6%。

　　宫缩时脐带在胎先露与盆壁之间受挤压，致脐带血液循环受阻，胎儿可发生严重的宫内窘迫，如血流完全阻断超过 7~8min，胎儿迅速窒息死亡。早期发现、正确和及时处理可明显改善围生儿结局，降低围生儿死亡率。

　　凡胎先露不能与骨盆入口严密衔接时均有发生脐带脱垂的危险。①一般因素：经产妇、胎儿出生体重低（<2500g）、早产（<37 周）、胎儿先天畸形、胎位异常、多胎妊娠第二胎娩出前、羊水过多、胎头高浮或头盆不称、胎盘低置、脐带过长等。②产科干预因素：胎先露未衔接时进行人工破膜术、胎膜破裂后进行阴道操作、外倒转术（在分娩过程中）、内倒转术、药物性引产、子宫内压力传感器的放置、使用大型号球囊导管的引产术。

　　脐带脱垂发生时最常见的胎心率异常是胎心率过缓和变异减速。如果这种胎心率异常发生在胎膜破裂后不久，并且反复在宫缩或胎动时出现、改变体位或抬高臀部后恢复，则需高度怀疑脐带脱垂。阴道检查于阴道内扪及搏动之条索状物位于胎先露前或位于胎先露旁可确诊。

　　临产后凡因脐带因素导致的胎儿窘迫，原则上均应尽快终止妊娠。应立即予以抬高臀部、吸氧、通知助手，做好剖宫产相关术前准备、启动新生儿窒息复苏预案。

笔记

宫口已开全、胎儿存活、先露部已较低者，头位可行手术助产，包括低产钳助产。安置产钳后应确认产钳叶与胎头间无脐带方可扣合。若宫口未开全，孕妇取头低位，检查者以阴道检查之手上推胎头，并在耻骨弓上提供适当向上的压力，或者充盈膀胱等提高胎先露的位置（孕妇呈头低脚高位，放置导尿管，逐渐灌注 500 ~ 750ml 液体后夹闭导尿管，快速充盈膀胱），使之离开脐带，减轻对脐带的压迫，迅速行剖宫产术，争取在 30min 内娩出胎儿。

脐带还纳术在临床中受到争议，一般认为成功率较低，可能在治疗过程中耽误抢救时机，甚至胎儿死亡，目前不推荐在临床中使用。理由是脐血管平滑肌对机械性刺激敏感，可能会引起反应性血管收缩，以及胎儿缺氧性酸中毒；还纳时易造成脐带呈"V"形弯曲折叠，加重血流受阻；还纳过程中操作刺激易造成产妇屏气用腹压，加重脐带脱出。

在临床工作中特别要注意以下情况，以预防脐带脱垂发生：①胎产式异常的孕妇可在妊娠 37 周后入院，如果出现分娩先兆或怀疑出现胎膜破裂时，应视为紧急情况紧急处理。②胎先露为非头先露及出现未足月胎膜早破（PPROM）的孕妇均建议入院治疗。③在胎先露未固定或者胎先露高浮时应尽量避免人工破膜，若病情需要必须破膜时，需做好脐带脱垂应急准备。破膜前要排除隐性脐带脱垂，于宫缩间歇行小孔高位破膜，破膜后控制羊水流出速度。如合并有脐带脱垂相关风险因素的孕妇，胎膜破裂后要立即行阴道检查及电子胎心监护。④胎膜已破的孕妇进行阴道检查或其他产科干预前，需评估胎先露是否衔接，不能随意上推胎头。⑤如果进行阴道检查发现脐带低于胎先露，则应避免人工破膜。

病例点评

脐带脱垂是导致围产儿死亡的重要原因。脐带脱垂的危害在于宫缩时脐带受压导致胎儿宫内窘迫，甚至窒息、死亡。因而早发现、早诊断、正确及时的处理可改善围生儿结局，降低围生儿死亡率。了解发生脐带脱垂的高危因素，从而在日常诊疗过程中尽量预防、避免其发生。足月有宫缩或临产后，一经诊断为脐带脱垂所致的胎儿窘迫，原则上应尽快终止妊娠，立即抬高臀部、紧急剖宫产并启动新生儿窒息复苏预案。若宫口已开全，头位胎先露较低者，可行产钳助产，在操作时应注意产钳叶与胎头间无脐带方可扣合。脐带脱垂时切忌执意勉强还纳，可能因此耽误抢救，加速胎儿死亡。

参考文献

1. Holbrook B D，Phelan S T．Umbilical cord prolapse．Obstet Gynecol Clin North Am，2013，40（1）：1 – 14.

2. 袁雨，漆洪波．英国皇家妇产科医师学会《脐带脱垂指南》2014 版要点解读．中国实用妇科与产科杂志，2015，31（4）：276 – 280.

3. 刘铭，段涛．脐带脱垂的预防和急救处理．中华产科急救电子杂志，2017，6（1）：24 – 27.

（唐学磊　白雪　编写）

笔记

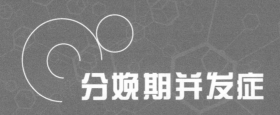

分娩期并发症

024 产后出血行子宫动脉栓塞一例

病历摘要

患者，30 岁，主诉因"停经 34^{+6} 周，产检提示中央性前置胎盘，部分植入不除外"入院。

现病史：平素月经规律，孕期平顺，孕期未行产前诊断，孕 21 周筛畸 B 超提示：前置胎盘。孕期多次 B 超提示：胎盘下缘覆盖宫颈内口。孕 34 周由房山转入我院。孕 34^{+4} 周我院复查 B 超提示：胎盘完全覆盖宫颈内口，胎盘右上段后方未见胎盘血管床与肌层紧密相连，超声提示：中央性前置胎盘，部分植入不除外。

既往史： 2010 年因漏斗骨盆予房山区中医医院剖一女活婴，体重 2800g，现体健。

患者入院后完善相关检查，行产科超声提示胎盘完全覆盖宫颈内口，胎盘内见暗区，较大范围约 3.2cm×1.7cm，内见液体样流动，胎盘后血流丰富，胎盘部分区域似达子宫浆膜层。胎盘较厚处约 5.1cm。提示：宫内孕，单活胎，头位，中央性前置胎盘合并胎盘植入可能。术前备自体血回输、悬浮红细胞 10U，冰冻血浆1000ml，血小板 1U；开放中心静脉，桡动脉置管，置入双侧输尿管导管，在腰硬联合麻醉下行子宫下段剖宫产术＋子宫动脉下行支结扎术。术中见胎盘完全覆盖宫颈内口，前壁约 7cm×8cm 范围的胎盘植入达浆膜层，血窦丰富，下推膀胱后放置止血带，前壁植入处贯穿缝合及 8 字缝合，结扎双侧子宫动脉下行支，无活动性出血，予宫体、静脉各催产素 20 单位、子宫收缩欠佳，予安列克 2支促进宫缩，连续加间断 8 字双层缝合子宫切口，子宫收缩好转，术中出血 1800ml。术后子宫收缩欠佳，称重法估计阴道出血量约为800ml，给予输注红细胞悬液、补液对症治疗，予安列克 1 支宫颈注射，给予球囊压迫止血效果欠佳，予输注纤维蛋白原 4g，入介入室行髂内动脉＋子宫动脉栓塞术，栓塞后阴道出血不多，术后查血红蛋白 88g/L，术后第 6 天痊愈出院。

出院诊断： 中央性前置胎盘；胎盘植入；产后出血；子宫瘢痕；早产；漏斗骨盆；妊娠 35+5 周，孕 5 产 1；手术分娩，枕左前位，活婴，早产儿。

病例分析

产后出血是产科常见的危急重症之一，是指胎儿娩出后 24h 内，阴道分娩者出血量≥500ml，剖宫产分娩者出血量≥1000ml。发病率国内外文献报道 5%~10%，占我国孕产妇死亡原因的首位。产后出血的主要病因有子宫收缩乏力、软产道裂伤、胎盘因素及凝血功能障碍等。临床上产后出血的处理方式主要有保守和手术治疗 2 种。经保守治疗措施无法止血，需要外科手术、介入治疗甚至切除子宫的严重产后出血称为难治性产后出血。

1979 年，Heaston 首次将介入技术应用于产后出血的治疗获得成功。近 30 多年来，随着盆腔动脉栓塞术在产科领域应用的不断发展，减少了子宫切除手术给产妇带来的创伤与危害。盆腔动脉栓塞术具有安全有效、止血迅速彻底、创伤小和可保留子宫等优点，在传统治疗失败的严重产后出血中具有重要的作用。

盆腔动脉栓塞术是在 X 线和数字减影血管造影系统的监视引导下，经皮穿刺并将可塑介入导管插到出血动脉——子宫动脉或其上级血管髂内动脉前干，应用适当的栓塞剂闭塞出血动脉，达到迅速止血的效果。临床上最常使用的栓塞剂为明胶海绵颗粒，它只能对微小动脉进行栓塞，对子宫毛细血管床不会造成损伤，所以侧支循环可使子宫得到足够的代偿供血，故不会发生缺血性坏死。而明胶海绵颗粒在术后 2~3 周会被吸收，子宫动脉可再通而恢复血供，不会对患者的生育功能造成不可逆的影响。盆腔动脉栓塞术止血机制包括：①栓塞剂不仅闭塞出血动脉，而且导致出血器官（子宫）内的动脉压明显下降，血流缓慢，利于血栓形成；②子宫供血减少，子宫平滑肌纤维缺血缺氧而导致强烈收缩，从而减少创面的出血。

有研究显示，介入治疗平均手术时间为 39 ± 5 分钟，明显短于因产后出血行全子宫切除术所需时间；从治疗结果来看，止血时间 3 ~ 10 分钟。接受介入治疗的患者，术中卵巢所受的 X 线辐射剂量为 17 ± 7cGY。文献报道，当卵巢所受辐射量为 200 ~ 300cGY 时，1% ~ 5% 的患者在 5 年出现卵巢损伤；当卵巢所受辐射剂量为 625 ~ 1200cGY，20% ~ 25% 的患者在 5 年内出现卵巢损伤巢损伤；卵巢去势疗法所需剂量为 2000 ~ 3000cGY。因此，介入治疗中卵巢所受的辐射剂量远低于上述损伤剂量。

盆腔动脉栓塞术禁忌证有：①DIC 合并其他脏器出血。②生命体征极度不稳定，严重休克，不宜搬动患者。③全身性感染，高热。④造影剂过敏。

盆腔动脉栓塞术后并发症：①栓塞引起的不良反应：子宫和邻近脏器的坏死，严重血栓形成，卵巢功能损伤；②操作过程中的不良反应：造影剂过敏，穿刺部位血肿，血管痉挛，血管穿孔；③术后感染。通过对栓塞材料、设备及插管技术的不断改进，多数并发症可以有效地防范和规避。

🔲 病例点评

1. 该病例为中央性前置胎盘伴胎盘植入导致难治性产后出血，术中采取宫缩剂、子宫前壁下段缝合、子宫动脉下行支的结扎等措施后，出血得以控制，关腹。术后观察出血量，3 小时共出血 800ml，予以紧急盆腔动脉栓塞术，止血成功，避免了二次开腹。回顾该病例的临床处理过程，尽管术中当时止血效果满意，对此类患者，关腹前还应进一步观察阴道出血情况，确定无活动出血。另外，对于前置胎盘患者，缝合子宫前，可预先于子宫下段放置球囊压迫止血，同时也可预防术后进一步出血。

2. 保留生育功能的前置胎盘剖宫产术后患者，仍属于高危人群，术后不仅要观察阴道出血量，同时也要关注患者的生命体征，宫底高度。尤其术后心率加快，往往是早期休克的表现，要格外重视。血色素的监测往往滞后于病情的发展。

3. 盆腔动脉栓塞止血成功与否，必须有一个恰当的时间窗。对于难治性产后出血，保守治疗措施无效，需要当机立断，避免延误治疗时机。尽管经验表明，在积极抗休克治疗的同时行动脉栓塞是可行的，但一旦发生严重的 DIC，或合并其他脏器出血，动脉栓塞治疗多会失败。因此，产科团队、放射科团队的迅速判断、迅速反应及过硬的技术，将是动脉栓塞治疗难治性产后出血成功与否的关键。

4. 非孕期子宫血供主要来源于双侧子宫动脉，多数病例行双侧子宫动脉栓塞即可达到满意的止血效果。但是孕期子宫的血供来源往往非常复杂，管径数目和结构等均可发生变化。除子宫动脉之外，卵巢动脉、髂内动脉其他分支也是常见的孕期子宫供血来源。此外，双侧子宫动脉之间，以及子宫动脉和卵巢动脉等之间还存在丰富的吻合支。因此，在子宫创面较大，或者侧枝动脉管径粗大时，需要栓塞所有子宫侧枝供血动脉，才可达到满意的止血效果。有文献报道，妊娠晚期，子宫圆韧带动脉常代偿性扩张增粗，在双侧子宫动脉栓塞效果不满意的情况下，需行髂外动脉造影，进一步寻找出血来源，如发现圆韧带动脉向子宫供血，应同时超选圆韧带动脉栓塞，以期止血成功。

参考文献

1. 晋柏，王清，张婷婷，等. 10 例前置胎盘患者发生非计划重返手术原因及相关危险因素. 中华围产医学杂志, 2015, 18 (11): 838 – 842.

2. 王冬昱, 王子莲. 盆腔动脉栓塞术治疗严重产后出血的临床评价. 实用妇产科杂志, 2013, 29 (8): 568 – 671.

3. 胡立宝, 金龙, 高健, 等. 子宫圆韧带动脉栓塞术治疗产后大出血. 中国介入影像与治疗学, 2014, 11 (5): 337 – 338.

（张洁文　郑一顿　编写）

025　复杂生殖道裂伤致产后出血一例

📋 病历摘要

患者32岁, 主诉"停经39^{+5}周, 阴道流水1小时"入院。患者平素月经规律, 4天/28天, 末次月经2016 – 5 – 30。孕早期胎儿大小基本符合孕周, 核对孕周无误, 我院建册定期产检。停经23周筛畸B超未见异常, 孕期OGTT正常。孕36^{+6}周糖化血红蛋白为5.1%, 未行胎儿超声心动。孕23$^+$周、孕29$^+$周B超提示胎盘低置状态, 其余B超均未见异常。晚期无头晕眼花、血压升高等不适。患者自觉出现少量阴道流水, 伴不规律下腹痛, 就诊于急诊, 查pH试纸变色, 收入院。

入院后评估： 既往2013年于我院因胎儿窘迫（宫口开大1cm）手术分娩, 过程顺利, 无产后出血, 术后恢复好。入院后测量骨盆出口9cm, 胎儿体重3700g左右, 有阴道试产条件。患者于6:45自然破水, 8:00临产, 12:15宫口开全, 12:40自娩一4100g新生儿,

12:45 胎盘娩出。查会阴伤口，阴道外口上约 0.5cm 处见直径约 0.8cm 破裂口，贯通阴道与直肠，直肠黏膜破裂，手指置于肛门内探查肛门括约肌缩肛动作张力减弱。请外科二线查患者，考虑"会阴Ⅳ度裂伤"，建议行会阴Ⅳ度裂伤缝合术。术中常规消毒，甲硝唑冲洗伤口，检查伤口，会阴体纵行裂伤，到达肛门，肛管直肠黏膜损伤约0.8cm，请外科医师上台，3-0肠线间断加固直肠黏膜下组织，直肠旁筋膜，2-0肠线缝合盆底肌肉，端端缝合肛门外括约肌。2-0肠线按解剖层级缝合阴道黏膜，会阴体组织，皮下组织。留置尿管，肛门放置油纱，手术顺利。术后给予头孢呋辛钠甲硝唑抗感染治疗，术后第四天拔除尿管，排尿通畅，术后给予换药镇痛治疗，患者术后第八天痊愈出院。

诊断：会阴Ⅳ度裂伤，巨大胎儿，胎膜早破，子宫瘢痕，妊娠 39^{+5} 周，孕2产2，自然分娩，枕左前位，活婴，巨大儿。

病例分析

1. 英国皇家妇产科医师学会 RCOG 指南会阴裂伤分度（表4）

表4　会阴裂伤分度

分度	定义
Ⅰ度	损伤会阴皮肤和（或）阴道黏膜
Ⅱ度	损伤会阴肌肉但未累及肛门括约肌
Ⅲ度	损伤肛门括约肌
Ⅲa	小于50%厚度外层肛门括约肌撕裂
Ⅲb	大于50%厚度外层肛门括约肌撕裂
Ⅲc	外层肛门括约肌和内层肛门括约肌撕裂
Ⅳ度	损伤内外层肛门括肌和直肠肛门黏膜

2. Ⅲ及Ⅳ度会阴裂伤的危险因素

亚洲种族、初产妇、巨大儿、肩难产、枕后位、第二产程延长及器械助产。

3. 预防

（1）会阴侧切：会阴侧切术即会阴切开缝合术，指的是在自然分娩过程中将产妇会阴侧向切开，是分娩期第二产程中进行的简便手术，目的是防止产道的严重撕裂伤及减少婴儿胎头受压的损伤。有证据表明，会阴侧切在器械助产中似乎能够有助于防止Ⅲ及Ⅳ度会阴裂伤的发生。侧切角度的选择对于减少Ⅲ及Ⅳ度会阴裂伤的发生至关重要。英国国家卫生与临床优化研究所推荐的侧切角度为45°~60°。

（2）会阴保护越来越多的研究显示，会阴保护可以有效减少Ⅲ及Ⅳ度会阴裂伤的发生。RCOG指南中会阴保护措施包括：左手控制胎头下降速度；右手进行会阴保护；产妇在胎头着冠时切忌用力；根据危险人群考虑会阴侧切。

（3）温热加压：温热加压是指在宫缩时和宫缩间歇对会阴进行持续温热压迫以减少Ⅲ及Ⅳ度会阴裂伤的发生。

（4）产前及第二产程会阴按摩：在临产前1个月进行会阴按摩可以帮助产时会阴扩张，从而有效减少会阴侧切率。

4. 诊断

所有经阴道试产的患者均存在发生Ⅲ及Ⅳ度会阴裂伤的风险，因此仔细的肛门指检至关重要。全面的会阴裂伤评估包括：向患者解释指检的目的；必要时需确保有效的局部麻醉；肉眼观察会阴裂伤的程度，评估裂伤顶点及出血量；指检的判断包括外层括约肌和内层括约肌是否受损，肛内超声也可用于会阴裂伤的诊断，但是由

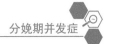

于肛内超声在影像学的质量及患者可接受度上存在问题，目前肛内超声的应用尚处于研究水平。

5. 裂伤修补

（1）直肠黏膜修补：传统的直肠黏膜修补是指用肠线对撕裂的直肠黏膜进行间断缝合，并将线结埋于肛管内，如用 3 - 0 可吸收线缝合，则无须对线结进行包埋缝合，直肠黏膜禁用 PDS 线（聚二氧六环酮可吸收缝合线），因 PDS 线延迟吸收的特点可造成肛管不适，缝合方式可采用间断缝合或连续缝合，但需避免 8 字缝合，因 8 字缝合稳固过紧，或可造成黏膜缺血坏死。

（2）内层肛门括约肌修补：当肛门指检发现内层肛门括约肌撕裂时，需用 3 - 0 PDS 线或 2 - 0 可吸收线对内层肛门括约肌进行单独缝合。肛门内层括约肌缝合首先由 Sultan 等于 1999 年提出，是指以对内层肛门括约肌进行间断缝合或褥式的端 - 端缝合，即避免两侧断端重叠。有研究证明，对内层肛门括约肌进行单独缝合可有效降低术后粪失禁的发生。

（3）外层肛门括约肌修补：若外层肛门括约肌全层撕裂，可用 3 - 0 PDS 线或 2 - 0 可吸收线进行端 - 端缝合或重叠缝合。外层肛门括约肌部分撕裂（a 度和 b 度），则应采用 3 - 0 PDS 线或 2 - 0 可吸收线进行端 - 端缝合，对于外层括约肌全层撕裂缝合的方法，有 Cochrane 系统评价指出，端 - 端缝合术与重叠缝合术相比，这两种术后患者在会阴疼痛、性交困难、粪失禁及生活质量方面差异没有统计学意义。但是，重叠缝合患者术后 12 个月发生粪失禁恶化的风险更低，重叠缝合仅能用于外层肛门括约肌全层撕裂，因重叠缝合需有两个游离的断端，且在缝合过程中会有更大的张力。在进行肛门括约肌修补时，应将线结埋于表层会阴肌肉之下，以减少术后缝线迁移。

6. 再次妊娠分娩方式选择

如何选择Ⅲ度及Ⅳ度会阴裂伤术后患者再次妊娠的分娩方式，目前并无定论，若行阴道分娩，尚无研究证明预防性会阴侧切可防止Ⅲ度及Ⅳ度会阴裂伤再次发生，若患者术后持续存在会阴裂伤相关症状，或肛压测值偏低，或肛内超声提示括约肌缺损，则可考虑行选择性剖宫分娩。

📋 病例点评

1. 会阴裂伤中有一种特殊情况，即直肠扣眼裂伤，是直肠黏膜损伤但尚存有完整的肛门括约肌，按定义并不能称为会阴Ⅳ度裂伤，这种类型的裂伤称为直肠扣眼裂伤。如果未能及时识别和修复这种损伤，可能导致直肠阴道瘘

2. 此病例新生儿体重大于4000g，产前胎儿体重评估偏小，产时未行会阴切开术，增加了会阴严重裂伤的风险。

3. 充分暴露、良好的麻醉、正确识别和评价会阴阴道裂伤分度是修复的基础。组织结构对合是修复的重点。撕裂创面的清洁处理是Ⅱ度以上裂伤必要的步骤。包括0.5%甲硝唑、1%聚维酮碘液冲洗创面。

4. 撕裂的直肠肛门黏膜的缝合选择3-0薇乔线（Vicryl）可降低刺激性与不适感。缝合避免穿过直肠黏膜层。间断内翻缝合直肠黏膜下及肌层组织后，再间断内翻缝合直肠肌层及筋膜加固。

5. 在修复肛门内或外括约肌的过程中，无论是单丝缝线（如3-0 PDS）或现代编织缝线（如2-0薇乔线）具有相同的效果。找准肛门括约肌断端的位置是成功的关键，肛门括约肌断裂后两断端由于肌肉的回缩而致局部凹陷，用两鼠齿钳分别从两侧凹陷处钳

夹肛门括约肌两断端，用两钳夹住对拢，食指伸入肛门试探括约肌收缩感，若有紧缩感即为找对括约肌断端，缝合后肛周皮肤恢复放射状结构。

6. 为有菌手术，术后应使用广谱抗生素预防感染。术后 5 天内进无渣半流食，术后 3 天内可口服蒙脱石散避免排便；此后口服乳果糖 10 天软化大便。注意会阴护理，保持清洁。

7. 术后及时锻炼盆底肌肉对恢复盆底功能具有积极意义。

8. 对接受括约肌修复术的产妇进行随访（一般为产后 6 ~ 12 周），如果产妇在随访时主诉有失禁或疼痛，应考虑接受妇科或结直肠外科会诊。

参考文献

1. 邹虹，漆洪波. 英国皇家妇产科医师学会《会阴 III 度和 IV 度裂伤处理指南 2015 版》要点解读. 中国实用妇科与产科杂志，2016，32（8）：757 – 760.
2. 穆曦燕，刘兴会. 英国皇家妇产科医师学会（2015）的 III、IV 度会阴裂伤指南解读. 实用妇产科杂志，2017，33（4）：268 – 271.

（张洁文　郑一顿　编写）

026　子宫内翻致产后出血一例

📋 病历摘要

患者 25 岁，G1P0，主诉"妊娠 40^{+5} 周，产检羊水少 1 天"入院。患者平素月经规律，孕早期 B 超提示胎儿大小符合孕周，核对预产期无误。孕期于外院定期产检，34周转入我院。孕28⁺周血小板82×10⁹/L，之后复查血小板正常范围，孕早期甲功：TSH：7.14uIU/ml，FT3及FT4正常，甲状腺球蛋白抗体129.38IU/ml，甲状腺过氧化物酶抗体189.71IU/ml，诊断"妊娠期亚临床甲状腺功能减退、桥本氏甲状腺炎"，口服优甲乐100μg qd，近期甲状腺功能大致正常。患者妊娠40⁺⁵周，产检羊水指数4.1cm，无腹痛，无阴道出血及阴道流水收入院。

入院后完善相关检查，预估胎儿体重3600g，出口横径8.25cm，有阴道试产条件，入院第二天复查羊水指数3.4cm，行OCT试验（-）开始催产素点滴引产。妊娠41⁺¹周复查羊水指数6.0cm，胎心监护20分钟可见3次宫缩，强度60~80mmHg，送入产房进行第三天催产素点滴引产，于次日8:18自然分娩一男活婴，8:30顺利娩出胎盘。胎盘娩出过程中部分胎膜断裂，卵圆钳钳夹取出残留胎膜，对合完整。分娩过程中阴道出血共约300ml。8:35阴道出血量增多，血压117/79mmHg，脉搏81次/分，患者无心慌、头晕乏力等不适症状，检查发现为宫底逆行超过子宫颈口未达阴道口，诊断为急性子宫内翻（2度）。二线医师刷手上台，行子宫体还纳术，一次还纳成功，予缩宫素持续静点，阴道出血量明显减少。第一次还纳过程（8:35至8:45共10分钟）阴道出血共约700ml。9:15am患者再次阴道出血明显增多，查体发现子宫体再次内翻，麻醉科行全麻气管插管后，三线医师再次超声引导下行子宫体还纳术，一次还纳成功。产科主任行Bakri球囊宫腔置入术，球囊内注水300ml，阴道出血量明显减少。第二次还纳过程（9:15~9:49）阴道出血共约1000ml。患者子宫还纳术后生命体征平稳，血压145/80mmHg，心率122次/分，抢救过程中，共出血1700ml，输注胶体900ml，晶体1300ml，同型红细胞4单位，血浆400ml，术后 24 小时取出 Bakri 球囊，宫底脐下一指，阴道出血量少，术后予以缩宫素肌注促进子宫收缩，静点抗生素抗感染治疗，术后 7 天痊愈出院。

出院诊断：急性子宫内翻（2 度）；产后出血；妊娠合并血小板减少；中度贫血；妊娠期亚临床甲状腺功能减退；桥本氏甲状腺炎；妊娠 41^{+2} 周，孕 1 产 1；自然分娩枕左前位，活婴。

病例分析

产后子宫内翻是严重的产科并发症，常见于第三产程，发生率为 1/（3700～20000）。与大多数产科危重急症一样，早期识别和积极处理对于降低产后子宫内翻产妇的死亡率至关重要。

1. 子宫内翻的分类

①根据发生时间：分为急性产后子宫内翻（产后 24h 内）、亚急性产后子宫内翻（产后 24h～4 周）和慢性子宫内翻（产后 4 周后或非妊娠相关）3 类。②根据子宫内翻程度：1 度为宫底逆行未超过子宫颈口；2 度为宫底逆行超过子宫颈口未达阴道口；3 度为宫底逆行超过阴道口。其中 1 度多由超声检查诊断，2 度及以上借助临床检查或超声检查诊断。

2. 子宫内翻的高危因素

即胎盘粘连或植入的年轻初产妇和医源性的第三产程处理不当。因此认为，第三产程的规范处理甚为重要。临床处理要点强调：①勿随意牵拉脐带；②勿同时用力按压宫底并过度牵拉脐带；③仔细观察胎盘剥离征象，再轻轻牵拉脐带。

3. 子宫内翻的早期诊断

子宫内翻的典型表现为，娩出胎盘时鲜红色出血、休克、心动过缓、疼痛,后3种表现考虑与子宫韧带牵拉有关。并且休克与出血量不成正比是重要的临床信号,因此对产后出血不多但快速出现休克表现者,需警惕子宫内翻的发生。

4. 产后子宫内翻的处理

产后子宫内翻处理的关键在于快速识别,全身综合治疗,立刻解除一切诱因,如立刻停止正在使用的缩宫素或操作,并快速复位内翻的子宫。对于胎盘未剥离的子宫内翻,在子宫复位前不能强行剥离胎盘,否则会增加失血,引起严重后果。保留胎盘在原位,给予患者适当的麻醉,有助于术者复位子宫到正常位置。子宫复位后,最保守的办法是等待胎盘自然剥离,若出血多或第三产程延长则行人工剥离胎盘。有报道,手法复位子宫内翻的复发率为44%。如手法复位失败时,可使用 O'Sullivan 水压复位法。如保守方法失败,需行手术复位。目前,无证据提示子宫内翻产妇再次妊娠或分娩时易复发,子宫内翻虽为少见病,却可危及孕产妇生命。因此,应做到规范第三产程的处理,减少可避免的产后子宫内翻的发生,以保障孕产妇的安全。

病例点评

1. 子宫内翻发病率极低,有必要加强对该疾病的认识,及时诊断,在诊断的第一时间即开始干预措施。如诊断处理不及时,可增加产妇出现并发症和死亡的风险。

2. 子宫内翻需要注意与黏膜下肌瘤相鉴别。既往曾经有急性子宫内翻误诊为黏膜下子宫肌瘤的病例,导致严重的产后出血。鉴别时,首先要考虑患者既往有无黏膜下肌瘤病史,再结合腹部查体及妇科查体,辅助急诊床旁超声检查。腹部检查无法触及宫体;妇科检查会发现宫颈内口有脱出物，暗红色，质软，宫颈呈环状绕在肿物根部。超声下子宫内翻特点：子宫底正常弧线消失，宫底凹陷，子宫呈倒梨形、宫腔线消失，宫颈位置正常。

3. 在迅速进行手法复位干预的同时，①要立即停用缩宫素等促进子宫收缩的药物，子宫处于松弛状态利用成功手法复位；②同时要呼叫高年资产科医师、麻醉科医师、高年资助产士及手术室人员，进入危重孕产妇抢救状态；③开放 2～3 条静脉，纠正低血压、低血容量休克；④紧急备血，完善血常规、凝血功能、电解质等化验检查。

4. 手法复位方法：一只手放在阴道内，将宫底沿着阴道长轴向脐部推送。如果触及狭窄环，在最靠近狭窄环的宫底部位加压上推，方便内翻的宫底由底部逐渐到达顶部。切记迅速干预至关重要。

5. 手法复位时，可用宫缩松弛剂，气管插管下使用麻醉剂。

6. 手法复位成功后，立即给予缩宫素持续静点 8～12 小时，也可同时予以其他促进子宫的药物；单手或双手置于子宫内部或外部或内外同时，以维持宫底在正常位置，直到确定子宫硬实、位置稳定，防止再次内翻和减少出血的风险。给予广谱抗生素预防感染 24～48 小时。

7. 为预防再次子宫内翻，可宫腔放置 Bakri 止血球囊，同时也可预防进一步的产后出血。本病例在出现复发性子宫内翻手法复位成功后，及时放置球囊，避免了再次复发，进行开腹子宫复位的可能。

参考文献

1. 张世婧，王金花，刘雪玲．超声诊断急性不完全性子宫内翻 1 例．中国临床医学影像杂志，2016，27（11）：836．

2. 梁琤，贺晶．产后子宫内翻 10 例临床分析．中华妇产科杂志，2017，52（9）：623 – 625.

3. 漆洪波．急性子宫内翻的诊断与处理．中华产科急救电子杂志，2017，6（1）：32 – 34.

（张洁文　郑一顿　编写）

027　羊水栓塞一例

病历摘要

患者 34 岁，主因"停经 37 $^{+1}$ 周，阴道少量流液 2 小时"收入院。

患者平素月经规律，自然受孕，孕 8 周产科彩超提示双绒双羊，我院建册，定期产检，孕期平顺。

既往史：2010 年因自然分娩一体重 3350g 女婴，现体健。

查体：生命体征平稳，腹部可及宫缩，胎心 145/142 次/分，消毒内诊：宫口开大 2cm，S – 2cm。

入院诊断：妊娠 37 $^{+1}$ 周　孕 3 产 1；胎膜早破；双胎妊娠（双绒双羊）；枕左前位/枕左前位。

入院后完善相关检查，备同型红细胞悬液 2 单位，送入产房待产，患者 13:00 临产，17:50 宫口开全，行会阴侧切，于 18:33 自娩一体重 2750g 大活婴，18:39 自娩一体重 2550g 小活婴，18:42 胎盘娩出，对合胎盘小叶完整，胎膜不全，行产后刮宫术，刮出部分胎膜组织，对合基本完整，产后出血共计400ml。患者18:55阴道出血增多，量约200ml，宫底脐上一指，考虑宫缩乏力，给予患者心电监护，2L/ml鼻导管吸氧，给予林格500ml + 10单位缩宫素静点，宫颈注射麦角新碱促进宫缩治疗，患者18:59诉胸闷憋气，随即神志不清，面色及全身青紫，呼之不应，血压80/50mmHg，心率50次/分，脉氧86%，给予地塞米松入壶，阿托品0.5mg静脉滴注，罂粟碱60mg入壶，面罩加压给氧，阴道不凝血300ml，开放静脉通路补液，呼叫上级医师及麻醉医师、通知血库取血。19:02给予持续心电监护，血压、末梢氧饱和度测不出，心率40次/分，无自主呼吸，立即持续心脏按压，麻醉科行气管插管接简易呼吸器辅助呼吸，间断应用肾上腺素静脉推注，冰帽保护脑组织，行血气提示代谢性酸中毒，静点碳酸氢钠，双瞳孔散大，直径5mm，无对光反应，无压眶反应，四肢无自主活动，刺激无反应，阴道不凝血200ml。19:10患者血压、末梢氧饱和度测不出，心率45次/分，给予面罩吸氧10L/分，多巴胺400mg静脉泵入，去甲肾上腺素8mg静脉泵入，麻醉科行颈静脉置管抽血，取血20ml送病理科检查羊水成分，头部冰袋降温，阴道不凝血250ml。19:20患者血压60/40mmHg，心率36次/分，脉氧79%，立即罂粟碱30mg入壶，地塞米松20mg入液，10%葡萄糖酸钙10ml静推，输注同型红细胞悬液、血浆及纤维蛋白原，阴道仍涌出大量不凝血，量约600ml。考虑患者符合羊水栓塞诊断，决定立即行全子宫切除术，术中见腹腔有大量暗红、不凝血涌出，探查子宫如口袋状，无张力，极软，立即行全子宫切除术，术中盆腔创面广泛渗血，出血约8500ml，纱布垫填塞压迫止血。继续给予红细胞悬液、血浆输注，应用凝血酶原复合物、纤维蛋白原止血。术中心率波动在125～145次/分，有创血压（90～130）/（50～76）mmHg，给予下腹部术区敷料加压包扎后转入 ICU 继续治疗。抢救过程中共出血 10250ml，术后转入 ICU 后继续生命支持，足量胶体、人血白蛋白液体复苏，考虑患者出血倾向严重，给予血浆、维生素 K、纤维蛋白原注射液、人凝血酶原复合物、凝血因子Ⅶ促进凝血功能；应用泰能和万古霉素抗感染；全天尿量 150ml，肌酐 197μmol/L，给予持续床旁血液滤过。术后第 8 天，出血症状好转，行剖腹探查术取出盆腔填纱，吸出腹腔内暗红色积水约 1300ml。术后第 10 天，患者恢复意识，可遵嘱睁眼，停用血管活性药物，袖带血压波动在（100～130）/（60～80）mmHg，心率波动在 80～90 次/分，血氧饱和度波动在 96%～99%。听诊肠鸣音恢复，应用胃肠营养，耐受可。术后第 15 天，自主尿量逐渐恢复，间断予行床旁血液滤过。术后第 19 天，给予气管切开接机械通气，自主尿量恢复至 130～170ml/h，停床旁血液滤过。术后第 21 天，予脱机，耐受可。术后第 25 天，拔除气管插管。第 30 天，患者病情平稳，转回产科治疗。

术后病理： 子宫小静脉内可见羊水成分；毛细血管内可见纤维素血栓形成，子宫壁内广泛出血，可见小静脉，静脉腔内大量沉着物，结合临床表现符合羊水栓塞。

出院诊断： 羊水栓塞，弥散性血管内凝血，产后出血，腹腔出血，过敏性休克，失血性休克，贫血（重度），急性肾损伤，代谢性酸中毒，电解质紊乱，妊娠 37^{+1}周，孕 2 产 3，双胎妊娠（双绒双羊），自然分娩，枕左前位，大活婴，自然分娩，枕左前位，小活婴。

病例分析

羊水栓塞是指在分娩过程中羊水突然进入母体血液循环引起急

性肺栓塞，过敏性休克，弥散性血管内凝血，肾功能衰竭或猝死的严重的分娩期并发症。发病率为 4/10 万 ~6/10 万，羊水栓塞是由于污染羊水中的有形物质（胎儿毳毛，角化上皮，胎脂，胎粪）和促凝物质进入母体血液循环引起。近年研究认为，羊水栓塞主要是过敏反应，是羊水进入母体循环后，引起母体对胎儿抗原产生的一系列过敏反应，故建议命名为"妊娠过敏反应综合征"。

1. 病因

羊水栓塞多发生在产时或破膜时，亦可发生于产后，多见于足月产，但也见于中期引产或钳刮术中，大多发病突然，病情凶险。羊水栓塞的发生通常需要具备以下基本条件：羊膜腔内压力增高（子宫收缩过强或强直性子宫收缩）；胎膜破裂（其中 2/3 为胎膜早破，1/3 为胎膜自破）；宫颈或宫体损伤处有开放的静脉或血窦。发生羊水栓塞通常有以下诱因：经产妇居多；多有胎膜早破或人工破膜史；常见于宫缩过强或缩宫素（催产素）应用不当；胎盘早期剥离、前置胎盘、子宫破裂或手术产易发生羊水栓塞。

2. 临床表现

羊水栓塞发病迅猛，常来不及做许多实验室检查患者就已经死亡，因此早期诊断极其重要。多数病例在发病时常首先出现一些前驱症状，如寒战、烦躁不安、咳嗽、气急、发绀、呕吐等症。如羊水侵入量极少，则症状较轻，有时可自行恢复，如羊水混浊或入量较多时相继出现典型的临床表现。

（1）呼吸循环衰竭：根据病情分为暴发型和缓慢型两种。暴发型为前驱症状之后，很快出现呼吸困难、发绀。急性肺水肿时有咳嗽、吐粉红色泡沫痰、心率快、血压下降甚至消失。少数病例仅尖叫一声后心跳呼吸骤停而死亡。缓慢型的呼吸循环系统症状较轻，甚至无明显症状，待至产后出现流血不止、血液不凝时才被诊断。

（2）全身出血倾向：部分羊水栓塞患者经抢救渡过了呼吸循环衰竭时期，继而出现 DIC，表现为大量阴道流血为主的全身出血倾向，如黏膜、皮肤、针眼出血及血尿等，且血液不凝。但是部分羊水栓塞病例在临床上缺少呼吸循环系统的症状，起病即以产后不易控制的阴道流血为主要表现，容易被误认为子宫收缩乏力引起产后出血。

（3）多系统脏器损伤：本病全身脏器均受损伤，除心脏外肾脏是最常受损伤的器官。由于肾脏缺氧，出现尿少、尿闭、血尿、氮质血症，可因肾功能衰竭而死亡；脑缺氧时患者可发生烦躁、抽搐、昏迷。

3. 检查

（1）非特异性辅助检查

1）超声心动：右心室，右心房扩张，还可见到肺动脉高压、心肌劳损的表现。同时有心动过速。

2）胸片：可能无异常表现，70% 的患者可有轻度的肺水肿症状，表现为双侧弥漫性点状浸润阴影，沿肺门周围分布，肺部轻度扩大。心影可能会增大。

3）血氧饱和度：突然下降往往可以提示有肺栓塞的问题。

4）凝血功能的检查：结果相差较多，其结果取决于患者生存的时间和临床上出血的程度。①血小板计数 $< 100 \times 10^9/L$；②凝血酶原时间延长，大于 10 秒即有诊断意义；③血浆纤维蛋白原 $< 1.5 g/L$；④凝血块观察，取正常产妇血 5ml 放试管内，置温箱中观察 8～12 分钟血块形成，低纤维蛋白原患者血液不易凝结，30 分钟血凝块少，而弥散显示血小板已相当低，继发纤溶；⑤出血时间及凝血时间延长；⑥纤维蛋白降解产物的增加，血浆鱼精蛋白副凝试

验（3P 试验）及乙醇胶试验阳性。

（2）可能相关的免疫学指标

1）母体循环或肺组织中羊水成分的检测：由于羊水栓塞的发生主要是羊水及其羊水中的有形成分进入母血中，引起肺血管栓塞和痉挛所致，因此人们把在母血、子宫血管中和肺组织中找到来自胎儿的成分如胎儿鳞状上皮细胞、毳毛、黏液作为诊断标准。

2）母血清及肺组织中的神经氨酸－N－乙酰氨基半乳糖（SialylTn）抗原检测：近年来随着免疫学技术的不断发展，这是一种新的羊水栓塞诊断方法。Kobayashi 等研究发现，黏液性糖蛋白的单克隆抗体 TKH－2 能识别羊水中黏液性糖蛋白中的寡糖结构，用免疫印迹技术，TKH－2 能检测到胎粪上清液中极低浓度的 SialylTn 抗原。能被 TKH－2 识别的抗原不但在胎粪中大量存在，同时也可出现在清亮的羊水中。通过免疫组化检测发现，在胎儿小肠、结肠、呼吸道黏膜上皮细胞中包含有与 TKH－2 发生反应的抗原，用放射免疫检测法在胎粪污染的羊水和清亮的羊水中都可测到 SialylTn 抗原，但前者明显高于后者，现发现 SialylTn 抗原是胎粪和羊水中的特征性成分之一，SialylTn 抗原大约占了胎粪的十分之一。羊水中 SialylTn 抗原的来源仍不十分清楚，由于消化道和呼吸道的黏膜上皮都有 SialylTn 抗原的表达，认为除了胎粪是羊水中 SialylTn 抗原的主要来源以外，部分可能来源于胎儿呼吸道的黏液蛋白。妊娠后孕妇血清中 SialylTn 抗原浓度有所不同，如果羊水中有胎粪污染，孕妇血清中 SialylTn 抗原浓度（20.3±15.4U/ml）稍高于羊水清亮者（11.8±5.6U/ml）。但具有诊断价值的是在羊水栓塞患者或有羊水栓塞样症状者的血清中，SialylTn 抗原显著升高，为105.6±59.0U/ml。因此，用灵敏的放射免疫竞争检测法定量测定血清中的 SialylTn 抗原，是一种简单、敏感、非创伤性的诊断羊水栓塞的手段，可用于羊水栓塞的早期诊断。

在孕产妇死亡后的组织学诊断仍然十分重要，用 TKH‒2 进行免疫组化染色肺组织，发现羊水栓塞或有羊水栓塞样症状的患者，肺血管出现明显的强阳性染色，且这种强阳性染色可被颌下腺黏液蛋白完全抑制，表明它具有免疫特异性。

3）组织抗凝因子的测定：如前所述，羊水中的有形成分不是引起羊水栓塞的主要原因，而一些体液因子如组织因子样促凝物质、白三烯等在病生理过程中起了非常重要的作用。羊水栓塞发生后大约 40% 的患者出现致死性凝血功能障碍。组织因子的凝血活性可被抗组织因子蛋白拮抗，因此理论上可以通过检测母血中的组织因子作为区分其他产科 DIC 的依据。

4）肺组织中肥大细胞的测定：近年来，对羊水栓塞的发生机制有大量文献报道，认为羊水栓塞的发生是机体对羊水中的胎儿成分产生过敏反应，导致肥大细胞脱颗粒释放组织胺类胰蛋白酶和其他介质引起机体发生严重的病生理改变所致。类胰蛋白酶是一种中性蛋白酶，是 T 细胞和肥大细胞分泌颗粒的主要成分。Fineschi 等用特殊的免疫组化方法检测肺循环中肥大细胞类胰蛋白酶，发现因羊水栓塞和过敏性休克死亡者肺组织中肥大细胞数量都明显升高，两者之间无差异，死于创伤性休克者肺组织中肥大细胞数量明显低于羊水栓塞和过敏性休克者，存在显著的差异。表明用免疫组化检测肺肥大细胞类胰蛋白酶可诊断羊水栓塞。

🏥 病例点评

1. 羊水栓塞是以临床表现为基本诊断依据的。诊断并不依赖于母体血液中是否存在羊水有形成分，而是根据产时产后发生无法用其他原因解释的肺动脉高压、低氧血症、低血压、凝血功能障碍等这几项典型症状的出现。因此，羊水栓塞是一项排除性诊断，需要与其他可能引起心脏搏出停止、氧饱和度下降、肺动脉高压、凝血功能障碍的围产期并发症相鉴别。

2. 依据首发表现的不同，羊水栓塞分为两种类型，第一种类型的首发表现为急性肺动脉高压，即在产程中或胎儿娩出后出现喘憋、呼吸困难、紫绀、血压下降、意识丧失、昏迷、甚至很快死亡；本病例以肺动脉高压为首发症状，具有典型的羊水栓塞临床过程与临床表现。第二种类型的首发表现为无原因的胎儿娩出后即刻大量产后出血，为不凝血，随后缓慢出现低氧血症、血压下降、淡漠等症状，如果处理不及时很快会出现意识丧失、昏迷、心搏骤停等。

3. 本病例的救治在十年前，应用了传统的解痉、抗过敏及抗休克治疗手段。对于激素的使用目前并无有害的证据。目前国内相关羊水栓塞救治指南尚未颁布，2016 年美国母胎医学会颁布了羊水栓塞指南，指南中提出了很多救治的最新观点。

4. 快速诊断基础上的多学科团队的及时救治是改善羊水栓塞母儿预后的关键。推荐包括麻醉、呼吸、心血管、重症医学、母胎医学等专家在内的多学科会诊，共同处理。

5. 发生心搏骤停，要求及时和高质量的心肺复苏。

6. 心肺复苏后的呼吸循环支持要依赖适当的通气、给氧、血管活性物质等继续维持生命体征和内环境的稳定脉氧在 94%～98% 是较为理想的状态，动脉血压理想值为平均动脉压 65mmHg，血糖建议控制在 7.8～10.0mmol/L。发热可能加重脑部缺血再灌注损伤，应积极治疗。

7. 血管活性药物的选择：多巴酚丁胺、米力农兼具强心、扩张肺动脉的作用，是治疗的首选药物。如果肺动脉高压不能有效缓解，建议选择西地那非、前列环素，以及一氧化氮等特异性舒张肺血管平滑肌的药物。针对低血压可以使用去甲肾上腺素或血管加压素等增强外周血管张力。

8. 在循环支持治疗时一定要注意限制液体入量，否则很容易引发左心衰、肺水肿。

9. 若 DIC 难以纠正且大量活动出血危及产妇生命，果断切除子宫是必要的，如果没有严重的难以控制的产后出血，可以保留子宫。若子宫收缩乏力伴大量出血，可以使用宫缩剂。

参考文献

1. 周玮，漆洪波．美国母胎医学会羊水栓塞指南（2016）要点解读．中国实用妇科与产科杂志，2016（9）：864 - 867.

2. 时春艳，丁秀萍，等．羊水栓塞的早期识别和团队流程化抢救．中华妇产科杂志，2016，51（5）：397 - 400.

（张洁文　郑一頔　编写）

028　妊娠合并肺炎一例

病历摘要

患者 36 岁，因"停经 31$^+$周，血糖控制欠佳 1 周"入院。

平素月经规律，5 天/（28 ~ 29）天，末次月经 2015 - 7 - 4，IVF - ET 术后妊娠。孕 8^{+6}周空腹血糖 6.53mmol/L。孕 13^{+6}周

OGTT 6.05 – 12.16 – 10.06mmol/L，诊断为妊娠合并糖耐量异常。患者妊娠 30^{+4} 周，因血糖控制欠佳于 2016 – 2 – 3 入院调糖。2016 – 2 – 6 出现高热，咳嗽咳痰，伴痰中带血丝，咽痛，偶有寒战，查体温波动于 38.3 ~ 39.1℃，双肺听诊未闻及干湿啰音，给予降温，补液，口服希舒美，头孢呋辛钠 1.5g 静点，咽拭子培养提示甲型溶血性链球菌，奈瑟氏菌。2016 – 2 – 9 症状较前加重，偶有喘憋，查体肺部可闻及啰音，WBC 进行性下降，最低降至 $8.4 \times 10^9/L$，HGB 下降至 89g/L，CRP 进行性上升至 126g/L，予头孢呋辛钠 + 希舒美静点抗感染治疗，热炎宁对症治疗，症状较前无明显好转；2016 – 2 – 10 查体：体温 39.0℃，呼吸 28 次/分，脉搏 113 次/分，血压 105/50mmHg，脉氧 93%（未吸氧），脉氧 98%（面罩 5L/min），双肺呼吸音粗，右下肺可闻及湿啰音，腹软，未及宫缩，胎心 152 次/分，更换抗生素为泰能静点抗感染治疗。血气（未吸氧）PCO_2 25.20mmHg，PO_2 58.90mmHg，SO_2 93.60%，HCO_3^- 17.00mmol/L，SBE – 7.10mmol/L。血常规 + CRP：WBC $2.60 \times 10^9/L$，GR% 71.1%，HGB 98g/L，PLT $181 \times 10^9/L$，CRP 145mg/L。胸片回报：双肺纹理增强模糊，肺内可见多发斑片模糊影，双下肺为著。印象：双肺多发病变，炎症可能。

既往史：体健。孕 2 产 0。

查体：T 38.2℃，P 106 次/分，R 20 次/分，BP 120/80mmHg。神清，精神弱，双肺呼吸音粗，双下肺可闻及湿性啰音，未闻及明显干鸣音。心率 106 次/分，律齐，各瓣膜区未及明显病理性杂音。腹膨隆，软，无压痛、反跳痛、肌紧张，胎心 150 次/分，双下肢无明显水肿。

辅助检查（2016 – 2 – 10 术前）：

血气（未吸氧）PCO_2 25.20mmHg，PO_2 58.90mmHg，SO_2 93.60%，

HCO_3^- 17.00mmol/L，SBE −7.10mmol/L。（氧合指数 280.47mmHg）

血气（面罩 5L/min 吸氧）： pH 7.434，PCO_2 28.10mmHg，PO_2 119.10mmHg，SO_2 98.30%，HCO_3^- 18.40mmol/L，SBE −5.80mmol/L。

胸片回报： 影像所见：双肺纹理增强模糊，肺内可见多发斑片模糊影，双下肺为著。印象：双肺多发病变，炎症可能。

血常规 + CRP： WBC 2.60×10^9/L，GR% 71.1%，HGB 98g/L，PLT 181×10^9/L，CRP 145mg/L。

生化 P2 + P3： GLU 5.54mmol/L，Cr 46.6μmol/L，Urea 1.17mmol/L，Ca 1.94mmol/L，TP 59.2g/L，ALB 27.4g/L，T − BIL 18.70μmol/L，D − BIL 8.95μmol/L，I − BIL 9.75μmol/L，ALT 13U/L，AST 26.5U/L，LDH 243U/L。

术前诊断： 妊娠 31^{+4} 周，孕 2 产 0，头位，糖耐量低减合并妊娠，双侧肺部感染，Ⅰ 型呼吸衰竭，IVF − ET 术后。

该患者肺部感染诊断明确，呼吸 28 次/分，双肺多发病变，未吸氧状态下氧合指数 280.47mmHg，虽然不符合重度肺炎诊断，仍考虑病情严重。经与呼吸科、感染科、麻醉科、ICU、儿科共同讨论后考虑肺部感染，Ⅰ 型呼吸衰竭，应尽快手术终止妊娠，麻醉科会诊不建议硬膜外麻醉，故于 2016 − 2 − 10 在局麻 + 全麻下行剖宫产，手术顺利，新生儿 Apgar 评分 8 − 9 − 10 分，查脐动脉血气 pH 7.34，患者术后转入 ICU 病房，新生儿转入 NICU。

患者转入 ICU 后： 予物理降温，查血象正常，降钙素原阴性，气管插管期间气道内间断吸出白色黏痰，予泰能 0.5g q6h 广覆盖抗感染治疗，监测患者体温呈下降趋势，2016 − 2 − 12 痰标本培养回报鲍曼不动杆菌，因患者感染控制趋于稳定，考虑为标本污染，于术后第 3 天顺利脱机拔管，监测脉氧饱和度 100%，术后第 4 天降级为头孢美唑抗感染治疗。脱机拔管后患者偶有咳嗽，术后第 5 天

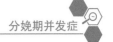

转回产科，继续头孢美唑钠静脉抗炎一周后改为口服头孢克洛一周治疗；产科方面恢复好，于术后 14 天出院。

病例分析

妊娠合并肺炎罕见。发生率为 0.078% ~ 0.270%。妊娠期妇女重症肺炎患病率与非妊娠妇女相近，为 0.27‰ ~ 2.70‰。妊娠期肺炎多发生在妊娠中晚期，且多发于冬季。由于妊娠期女性处于免疫抑制状态，一旦发展为重症肺炎，母体更易于引起呼吸衰竭和肺炎合并症。对胎儿的影响与孕周有关：孕早期发生的重症肺炎，胎儿发生神经管缺陷的风险增加一倍，并与唇腭裂、先天性心脏病等出生缺陷相关。孕早期重症肺炎发生流产的风险高达 57%，不足妊娠 34 周者，早产率高达 43%。晚期妊娠感染重症肺炎引起宫内垂直感染和胎儿窘迫的发生率较高。肺炎母亲分娩的新生儿较正常对照组轻。且低出生体重儿（< 2500g）较对照组高。新生儿重症监护病房入住率更高，故妊娠合并重症肺炎对母儿影响极大。

1. 易感性

（1）孕妇生理改变

妊娠期母体呼吸系统随着孕周进展在解剖和功能上会发生变化，包括通气量增加、残气量减少、肺泡换气量增加、耗氧量增加、过度通气等。而呼吸道黏膜水肿、充血等，均使得妊娠妇女呼吸道局部的防御能力降低和易感性增加，清除呼吸道分泌物的能力下降，肺炎发生风险增加。

（2）孕妇免疫功能改变

妊娠中晚期淋巴细胞增生性反应功能下降、自然杀伤细胞活性下降、辅助 T 淋巴细胞数量减少、母体对胎儿的组织相容性抗原识

笔记

别能力下降等，使母体对外来病原体的免疫作用也相应下降，因而妊娠期更易因细胞免疫功能低下而发生肺炎等感染性疾病，或使轻型肺炎更容易发展为重症肺炎。

2. 主要致病菌

无感染高危因素患者的常见病原体依次为肺炎链球菌、流感嗜血杆菌、金黄色葡萄球菌、大肠杆菌、肺炎克雷白杆菌等；有感染高危因素患者的病原体为金黄色葡萄球菌、铜绿假单胞菌、肠杆菌属、肺炎克雷白杆菌等。病毒性肺炎中，病原体主要为流感病毒、水痘及带状疱疹病毒。

3. 诊断

妊娠合并重症肺炎的临床表现与非孕妇女相似，发烧、咳嗽、呼吸困难和缺氧是最常见的症状。由于妊娠期妇女生理改变，60%以上孕妇在妊娠期出现"生理性"呼吸困难，有时易将CAP呼吸困难误认为是妊娠期呼吸困难。妊娠期呼吸困难是由于潮气量增加即呼吸幅度增大引起，不会出现呼吸频率增快，与妊娠期CAP患者呼吸困难时呼吸频率增快不同。

诊断标准与非孕期相同，需注意在使用抗生素治疗前行病原学培养、血常规、生化、凝血功能等检查。特殊的是影像学检查。因辐射造成流产、胎儿畸形和智力发育障碍的敏感阶段为妊娠0～9天、2～8周和9～15周，且其对胎儿影响与胎儿吸收辐射量有关，整个妊娠期辐射剂量的作用具有累积效应，一次胸部X线平片检查胎儿吸收的平均辐射量和最大辐射量均 < 0.01mGy（miligrey，1mSv = 1mGy），一次胸部CT检查胎儿吸收平均辐射量和最大辐射量分别为0.06mGy和0.96mGy，而造成胎儿畸形、智力发育障碍、死胎等的辐射量至少在100mGy。美国胸科学会发布的指南建议，应根据

笔记

病情需要及早行胸部影像学检查，包括胸部 X 线平片、CT 或磁共振检查，不可过于考虑对胎儿的影响而延误诊治。检查过程中应向家属告知并采取防护设施保护腹部，减少宫内胎儿暴露，特别是妊娠期的前 3 个月内。

参照 2007 年美国感染病学会和美国胸科学会社区获得性肺炎（community acquired pneumonia，CAP）指南、中华医学会呼吸病学分会感染学组于 2016 年修订并颁布了中国成人社区获得性肺炎诊断和治疗指南，其中重症 CAP 的诊断标准：符合下列 1 项主要标准或 ≥3 项次要标准者可诊断为重症肺炎。主要标准：①需要气管插管行机械通气治疗。②脓毒症休克经积极液体复苏后仍需要血管活性药物治疗。次要标准：①呼吸频率 ≥30 次/分。②氧合指数 ≤250mmHg（1mmHg = 0.133kPa）。③多肺叶浸润。④意识障碍和（或）定向障碍。⑤血尿素氮 ≥ 7.14mmol/L。⑥收缩压 < 90mmHg 需要积极的液体复苏。

4. 治疗

重症肺炎病情进展快、预后差，确诊根据患者病情可入 ICU 治疗。妊娠合并重症肺炎的治疗遵循成人重症肺炎的治疗原则，强调早期诊断和及时的综合治疗。在未获得病原学培养结果之前，应经验性地早期给予广谱抗生素治疗，同时进行全身多器官的支持治疗等。

（1）抗生素使用

由于细菌学检查阳性率低，培养结果滞后。可以按照 CAP 常见病原菌进行经验性治疗。我国肺炎链球菌对大环内酯类耐药率普遍 >60%，因此在怀疑为肺炎链球菌所致社区获得性肺炎时不宜单独应用大环内酯类。多选择头孢曲松与阿奇霉素二联使用，该药物既能覆盖 CAP 患者常见病原菌（肺炎链球菌、肺炎支原体、流感

笔记

嗜血杆菌、肺炎衣原体等），又属美国 FDA 妊娠期用药安全性分级 B 级，为现阶段妊娠期妇女较为安全、有效的用药选择。

抗感染治疗一般可于热退和主要呼吸道症状明显改善后 3 ~ 5 天停药，但疗程视不同病原体、病情严重程度而异，不能把肺部阴影完全吸收作为停用抗菌药物的指征。推荐在初始治疗后根据病原体培养结果和患者对初始治疗的临床反应进行评估，以决定是否进行调整。

（2）全身多器官的支持治疗

早期使用无创持续正压通气治疗，减少呼吸做功，防止肺泡萎陷，改善氧合功能和主观气促感觉。若经过无创通气治疗后病情无改善，或不能耐受无创正压通气者，应及时行有创的通气治疗。当患者出现休克或多器官功能障碍时，必要时可考虑用体外膜肺治疗。

治疗目标为改善母体的氧合，维持母体血氧饱和度不低于 95%，当母体血氧饱和度低于 90%，胎儿供氧明显不足，新生儿并发症增多。

较常见的肺以外的器官损伤为肾前性肾衰，治疗时应充分液体复苏，加强利尿，若符合透析指征，可采取连续性血液净化，既能维持体内水电解质平衡，又能清除炎性介质，降低气道压力，明显改善血氧饱和度，有助于保护肺组织。

重症肺炎患者的能量消耗很大，尤其是机械通气患者。故建议在血流动力学稳定后的 24 ~ 48h 内给予肠内营养支持。营养支持早期肠内营养可维持肠道黏膜完整性，并防止细菌移位和器官功能障碍。

因孕妇耐受缺氧的能力下降，妊娠合并重症肺炎入住 ICU 的标准应放宽。根据美国胸科协会和美国传染病学会的推荐，成人入住

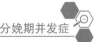

ICU 的适应证包括但不限于：需要机械通气，脓毒性休克需要升压药，呼吸频率 > 30 次/分，PaO_2/FiO_2 比值 < 250mmHg，多肺叶浸润、意识障碍或定向力障碍，血小板 < 100×10^9/L，白细胞计数 < 4×10^9/L，低血压和低体温。对孕妇来说，入住 ICU 的标准应该更低，但目前尚无具体的入住 ICU 标准。

（3）产科处理

应根据孕周、病情严重程度、并发症和合并症情况及家属的意愿等因素综合考虑。

1）孕早期处理：一经诊断，应积极治疗，同时综合考虑患者病情控制情况、胎儿药物和射线暴露情况及患方意愿，做出产科处理决定。若患者及家属要求终止妊娠，可待病情稳定后行人工流产术；若重症肺炎治疗期间出现阴道出血等先兆流产症状，建议顺其自然；若患者及家属要求继续妊娠，应详细交代致畸等相关风险，并加强后续孕期胎儿发育情况的监测。

2）孕中期处理：孕中期发生重症肺炎应在积极综合治疗的同时，密切监测母儿情况，动态超声监测，评估胎儿宫内是否感染及安危情况。可根据氧合指数及肺部影像损伤范围评估患者病情：肺部损伤较轻、氧合指数 > 300mmHg 合并症、胎儿未成熟者，可考虑继续妊娠；肺部损伤较严重、氧合指数 < 200mmHg，或有合并症者，建议尽早终止妊娠。

3）孕晚期处理：对于接近足月的妊娠合并重症肺炎患者，应及时正确使用机械通气支持及适时终止妊娠，尽早终止妊娠有利于肺炎的控制及心功能的改善。孕妇分娩过程中持续高热可导致新生儿的不良结局，包括新生儿惊厥、脑病、脑性瘫痪，甚至新生儿死亡等。目前终止妊娠分娩方式以剖宫产手术为宜，术中胎盘送病理检查，胎盘子母面及新生儿耳、咽拭子送细菌培养；术后产妇膈肌

185

下降、肺通气量增加使呼吸困难症状得到缓解，新生儿也可以尽早脱离感染环境，降低感染风险，为抢救赢得时间；建议新生儿转入新生儿重症监护病房加强监护，注意宫内感染致新生儿肺炎可能。孕妇产后大量血液从子宫涌入体循环，使循环容量增加，心脏负担加重，容易导致心力衰竭、加重肺水肿。国内学者建议产后行连续肾脏替代疗法，可连续性清除机体中过多的水分及代谢废物，有效清除内毒素和炎症因子，纠正体内水电解质紊乱，阻断全身炎症反应综合征到多脏器功能不全的过程，尽早应用，对控制疾病进展有利。

🏥 病例点评

1. 据感染来源肺炎可分为发生于社区的获得性肺炎（community acquired pneumonia，CAP）和发生于医院的获得性肺炎（hospital acquired pneumonia，HAP）。而重症肺炎是呼吸系统感染死亡率较高的疾病，患者除有肺炎常见的症状外，尚有呼吸衰竭和其他系统明显受累的表现。妊娠合并重症肺炎为北美非产科原因孕产妇死亡的第 3 大原因。有学者认为，妊娠妇女和非妊娠妇女肺部感染后病程和预后无明显区别，但也有学者认为，妊娠期肺炎，病程较非妊娠期增长 3 倍，严重度增加 9 倍，需机械通气比例更高。社区获得性肺炎的死亡率大约是 2.9%。

2. 有研究显示，随孕周增加，肺炎发生人数增加。提示随着妊娠生理学改变，妊娠妇女清除呼吸道分泌物的能力下降，肺炎发生风险可能增加。若妊娠妇女吸烟、合并贫血、哮喘，其罹患肺炎的风险增高。因此，预防和治疗妊娠期缺铁性贫血可能是预防妊娠期肺炎等感染性疾病的重要策略之一。

3.妊娠合并呼吸道感染患者，持续时间大于两周者，出现新的呼吸道症状，如咳嗽、气促、呼吸困难或咳痰，特别是伴有发热时，需警惕肺炎的发生。所有拟诊肺炎者均建议尽早行 X 线胸片检查。是否需要 CT 及核磁进一步检查可根据病情决定。不可因胎儿因素贻误病情。

4.重症肺炎治疗期间，要注意监测血气分析、血常规、肝肾功能、心肌酶、DIC 指标、CRP 及降钙素原等实验室检查。动脉血气分析应第一时间检查并连续多次监测，同时记录标本采集时的吸氧浓度。重点关注 pH、PaO_2、$PaCO_2$、BE。其中出现白细胞减少症（白细胞计数 $< 4 \times 10^9/L$）或血小板减少症（血小板计数 $< 100 \times 10^9/L$），常提示预后不良。连续监测乳酸 $\geq 4mmol/L$ 多提示预后不良。

5.妊娠合并重症肺炎患者的产科处理方面，强调个体化的原则。是否终止妊娠及终止妊娠的方式应根据孕周、胎儿的情况、孕妇的情况及家属的意愿综合判断。对接近足月的孕妇行剖宫产术尽快终止妊娠，以降低因妊娠而增加的循环血量，术后膈肌下降、肺通气量增加使呼吸困难症状得到暂时缓解，也让新生儿尽早脱离感染环境，降低感染风险，为抢救赢得时间。本病例患者入院超过48小时发病，属于医院获得性肺炎。病情进展较快，发生低氧血症，Ⅰ型呼吸衰竭，为避免病情进一步恶化，以及发生严重的新生儿不良结局，决定及时终止妊娠。术后病情得以控制，获得了比较满意的母儿结局。

参考文献

1. 程帅，谢玉珍，何青，等 . 妊娠合并肺炎 23 例临床分析 . 国际妇产科学杂志，2015，42（3）：348 - 335.

2. 赵捷，陈素华．妊娠合并重症肺炎．中华产科急救电子杂志，2013，2（2）：106 – 110.

3. 王静，蔺莉．妊娠合并重症肺炎的临床诊治．中华产科急救电子杂志，2017，6（3）：154 – 160.

4. 中国医师协会急诊医师分会．中国急诊重症肺炎临床实践专家共识．中国急救医学，2016，36（2）：97 – 107.

5. 中华医学会呼吸病学分会．中国成人社区获得性肺炎诊断和治疗指南（2016版）．中华结核和呼吸杂志，2016，39（4）：253 – 279.

6. 张翔，宁媛．妊娠期肺部感染抗菌药物的使用与点评．中国社区医师，2013（3）：15.

7. Mehta N，Chen K，Hardy E，et al. Respiratory disease in pregnancy. Best Pract Res Clin Obstet Gynaecol，2015，29（5）：598 – 611.

8. 姚向阳，裴新亚，刘剑锋，等．妊娠晚期合并重症新型甲型 H1N1 流感 7 例临床特征和治疗情况分析．福建医科大学学报，2011，45（1）：61 – 64.

（张洁文　白雪　编写）

029　残角子宫妊娠破裂一例

病历摘要

　　患者女性，22 岁，既往孕足月因脐带脱垂、胎死宫内自然分娩一次。此次妊娠于孕 21 周外院 B 超未见明显异常。孕 27^{+6} 周自觉阴道流水、少量出血，外院 B 超提示 S/D = 3.05，臀位，胎儿小于孕周，羊水过少，转至我院。孕 29 周我院 B 超提示胎盘位于子宫后壁 0 级，前壁可见胎盘样回声，长约 7.6cm，胎盘下缘达宫颈内口。与妊娠子宫左侧紧贴似可见另外一子宫大小约 7.8cm×7.2cm×7.0cm；与妊娠子宫相连的宫颈显示不清，似与非妊娠子宫同为一宫颈。三天后再次复查，提示宫颈内口可见等回声偏高回声肿物，大小约 7.4cm×7.8cm×5.4cm，考虑为宫颈实性肿物。患者入院后经硫酸镁保胎、地塞米松促胎肺成熟及预防感染治疗，两周后出院，出院时无阴道流水及出血，无宫缩，血象体温正常，胎心监护正常。

出院诊断：妊娠 30^{+6} 周，孕 2 产 1，臀位，先兆早产，不良产史。

孕 32 周，患者因上腹痛再次入院。患者排便后感上腹胀痛，无恶心，呕吐，无腰痛。

查体：体温：37.3℃，脉搏：126 次/分，血压：110/80mmHg，一般情况好，心肺无异常。腹软，腹稍胀，上腹轻压痛，全腹无反跳痛，Murphy's 征阴性。肠鸣音略低，1 次/分。产科检查：宫高：30cm，腹围：102cm，胎位：臀位，胎心：170 次/分，未及宫缩，骨盆外测量正常。消毒内诊：宫颈未消，宫口未开，先露 S−3。血常规：WBC 15.69×10^9/L，GR 82.1%，HGB 111g/L，PLT 286×10^9/L，CRP <1mg/L；血生化：ALT 7U/L，AST 13U/L，ALB 29g/L，BUN 3.73mmol/L，AMY 41IU/L，LDH 220U/L，CK 29.1IU/L，血气分析及电解质正常。

妇科超声：宫内孕，活胎，臀位，胎盘面积大，位于前壁、后壁及左侧壁；宫颈实性肿物，大小约 8.3cm×8.2cm×6.7cm，子宫下段宫颈前方见不规则低回声区，范围约 6.3cm×10.8cm×5.0cm，周边见少量暗区，未探及血流信号。腹部超声：肝、胆、胰、脾、双肾、未见异常，左肝下少量腹腔积液。因液体量较小，无法行超声引导下腹腔穿刺。产科无胎盘早剥迹象，请外科、内科会诊意见，无消化道穿孔、上消化道出血及阑尾炎证据，患者体温、血象偏高，不能除外胃肠道感染，暂禁食、禁水，补液、抗炎保守治疗，严密观察生命体征及胎儿状况，必要时行开腹探查术。入院后第四天腹痛、腹胀症状缓解，体温、血象恢复正常。内诊检查宫颈外观正常，盆腔未及明确包块，无压痛。于 13 天后出院待产。

出院诊断：急性胃炎，妊娠 34^{+5} 周，孕 2 产 1，臀位，不良产史，宫颈肿物？子宫畸形？贫血（轻度）。

孕 38 周，患者因臀位，考虑"宫颈肌瘤？子宫畸形"，近预产期，为择期手术收入院。术中见：腹腔内"妊娠子宫"表面密布扩张之血管，壁极薄，其内可见胎儿肢体（图 19、图 20）；在"妊娠子宫"左下方耻骨联合后见一外形正常的子宫如孕 8～9 周，其上可见左侧圆韧带及正常左附件，右侧圆韧带位于"妊娠子宫"右下方，于"妊娠子宫"前壁下方表面仅有的无血管区横行切开并刺破羊膜囊，牵拉胎足娩出一活婴，新生儿体重 3600 克，Apgar 评分 10 分。胎盘无法自行剥离，将"妊娠子宫"移出腹腔，可见右侧附件附着于"妊娠子宫"右侧（图 21），该"妊娠子宫"左下方与小子宫右角相连，考虑右侧残角子宫妊娠，大网膜粘连于残角子宫底部及后壁，周围可见陈旧血块，约 5cm×8cm，肌层不明显，菲薄透明，胎盘面积极大，40cm×38cm，厚薄不均，遍布残角子宫壁，考虑右侧残角子宫妊娠，胎盘完全性植入（图 22），结合病史，考虑曾有残角子宫破裂或胎盘植入穿透，行残角子宫切除及右输卵管切除术。术中出血 2000ml。术后恢复好，第四天出院。术后病理汇报：胎盘及脐带未见著变；胎盘母体面大部分断续平滑肌细胞，部分区域间纤维脂肪组织，并见肉芽组织增生，灶性间质蜕膜样变。结合临床病变符合残角子宫妊娠。

出院诊断：残角子宫妊娠，胎盘植入（穿透性），产后出血，臀位，不良产史，妊娠 38^{+3} 周，孕 2 产 2，手术分娩，骶左前，活女婴。

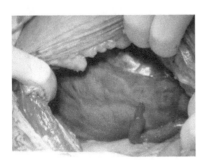

图 19　妊娠的右侧残角子宫，表面布满血管。隔透明肌层可见胎儿肢体

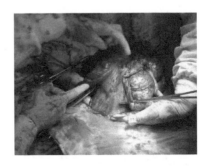

图 20　切开妊娠的右侧残角子宫，可见子宫肌壁极薄

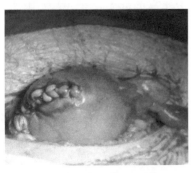

图 21　右侧附件与右侧残角子宫相连

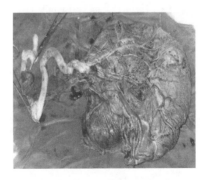

图 22　胎盘面积大

🔬 病例分析

残角子宫（rudimentary horn of the uterus）：系一侧副中肾管发育，另一侧副中肾管中下段发育缺陷，形成残角子宫。有正常的输卵管和卵巢，但常伴有同侧泌尿器官发育畸形。残角子宫可以分为：①残角子宫有宫腔，并与单角子宫腔相通；②残角子宫有宫

笔记

腔，但与单角子宫腔不相通；③残角子宫为无宫腔实体，仅以纤维带与单角子宫相连。女性苗勒氏管畸形发病率约4.5%，单角子宫发病率0.4%。残角子宫妊娠罕见，有报道发病率为1/76000～1/150000，其中5.3%为双胎妊娠，36%合并肾脏畸形，75%残角子宫与对侧宫腔不相通，这也证实了精子和卵子腹腔内移行的理论。残角子宫妊娠中80%～90%在中孕阶段发生子宫破裂，只有约10%维持妊娠至足月。Nahum报道发生于20世纪的588例残角子宫妊娠中胎儿存活率只有6%，母亲死亡率从23%降至0.5%，早期诊断是减少发病率和死亡率的关键。

总结77例残角子宫妊娠常见的临床表现：47%病例表现为腹痛，26%腹痛后出现休克，16.85%病例表现为引产失败，13%病例表现为阴道流血，13%病例表现为胎死宫内，9%表现为无羊水。残角子宫破裂或先兆破裂的病例表现为子宫破裂征象、腹膜炎、急性腹痛、腹腔内游离液体增多、血球压积下降，腹痛位置从下腹部至上腹部均可发生。

妊娠患者出现腹痛、附件区包块、腹部触诊轻压痛、腹腔游离液体、宫高较相应孕周低、胎位异常、无羊水、胎死宫内、引产失败、子宫一侧空而低需进行仔细检查，特别是既往有月经过多、痛经、不孕、复发性流产史、可疑子宫畸形的患者。残角子宫妊娠可发生残角子宫扭转，当引产未能诱发宫缩及引起宫颈变化时，我们应想到异常子宫的可能。既往正常阴道分娩史不能除外残角子宫妊娠。子痫前期也与残角子宫妊娠相关。

文献报道中残角子宫妊娠的影像学诊断率很低。子宫腔轮廓、间质管的数量，妊娠囊和子宫腔的交通，环绕妊娠囊的肌层与子宫的连续性，连续的血管干、妊娠囊的移动性可以协助鉴别异常子宫的宫内妊娠、输卵管妊娠、间质部妊娠、腹腔妊娠和宫角妊娠。

Tsafri 概括产前诊断残角子宫妊娠的标准：子宫双角不对称，宫颈腔和妊娠宫角腔不连续，妊娠囊周围有子宫肌层环绕。其他可以协助超声诊断的标准包括：胎盘血管丰富、肌层很薄、胎盘植入、腹腔内游离液体、空子宫伴隔离的妊娠囊。超声诊断宫角妊娠的敏感性只有 29%~33%。孕前或 2 次妊娠间的超声检查可以协助诊断。磁共振成像（magnetic resonance imaging，MRI）可以从垂直面、冠状面、矢状面提供子宫内外不同结构。可用于诊断子宫畸形、宫腔和宫角的交通情况、外科手术定位它们的附着处。非妊娠期 3 维超声和 MRI 比较，诊断子宫畸形的敏感性及特异性分别为 83% 及 100%。

残角子宫妊娠常被误诊为异位妊娠、阑尾炎、肠穿孔、急性胃炎。超声常见的误诊描述包括：双角子宫之一侧宫角妊娠、双子宫、腹腔妊娠、正常宫内妊娠合并一侧附件扭转。

残角子宫妊娠常伴随着灾难性的后果，应尽量在妊娠早期明确诊断。正常子宫的肌肉可随胎儿长大而肥大，不产生过度的压力。残角子宫妊娠发育不良的肌纤维孕期只能有限地扩张。子宫内膜和蜕膜发育不良形成胎盘植入。开腹手术时可见极薄的子宫肌层常伴有子宫破裂。

手术原则为切除残角子宫和同侧输卵管。孕前腹腔镜切除残角子宫后，余下的单角子宫妊娠与其他畸形子宫（如双角子宫、双子宫、不伴有残角子宫的单角子宫）妊娠比较，其分娩孕周、剖宫产率、小于胎龄儿发病率、妊娠期高血压疾病发病率没有差异。早期诊断有助于计划择期手术并准备充足的血源。早期妊娠和中期妊娠可选择腹腔镜手术。手术前注射甲氨蝶呤、氯化钾和促肾上腺激素释放激素可减少胎盘植入的出血。晚期妊娠可剖宫产同时行残角子宫和同侧输卵管切除术。也有病例报道双胎妊娠：一胎孕于单角子宫内，另一

笔记

胎孕于不相连的残角子宫内，孕中期发生残角子宫表面血管破裂腹腔内出血，行残角子宫切除后，单角子宫内妊娠胎儿足月分娩。

📋 病例点评

残角子宫妊娠发病率低，维持至足月并分娩活婴更是罕见。临床医师、影像医师对该疾病认识不足，极易误诊。尽早明确诊断是避免不良妊娠结局的关键。本例患者孕期间断出现阴道出血、腹痛、胎位异常、B超提示与妊娠子宫左侧紧贴似可见另外一子宫，与妊娠子宫相连的宫颈显示不清，似与非妊娠子宫同为一宫颈，胎盘面积大，左肝下少量腹腔积液等表现，是符合残角子宫妊娠及破裂的特点，但因对该疾病的认识不足，孕期误诊为先兆早产、急性胃炎、宫颈肿物。患者既往的自然分娩史是误导的信息之一。治疗原则为尽早确诊并行残角子宫和同侧输卵管切除术。

参考文献

1. 谢幸，孔北华，段涛．妇产科学（第九版）．北京：人民卫生出版社，2018：274.

2. Reichman D，Laufer M R，Robinson B K．Pregnancy outcomes in unicornuate uteri：a review．Fertil Steril，2009，91（5）：1886 – 1894.

3. Nahum G G．Rudimentary uterine horn pregnancy．The 20th – century worldwide experience of 588 cases．J Reprod Med，2002，47（2）：151 – 163.

4. Jayasinghe Y，Rane A，Stalewski H，et al．The presentation and early diagnosis of the rudimentary uterine horn．Obstet Gynecol，2005，105（6）：1456 – 1467.

5. Nahum G G，Stanislaw H，McMahon C．Preventing ectopic pregnancies：how often does transperitoneal transmigration of sperm occur in effecting human pregnancy？BJOG，2004，111（7）：706 – 714.

6. Siwatch，Sujata，Mehra，et al．Rudimentary horn pregnancy：a 10 – year

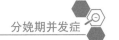

experience and review of; literature. Archives of Gynecology & Obstetrics, 2013, 287 (4): 687 – 695.

7. Kumar N, Das V, Pandey A, et al. Torsion and rupture of a non – communicating rudimentary horn in a 17 – week gestation in a 16 – year – old girl: lessons learnt. Bmj Case Rep, 2018, 2018: bcr – 2017 – 222073.

8. Graupera B, Pascual M A, Hereter L, et al. Accuracy of three – dimensional ultrasound compared with magnetic resonance imaging in diagnosis of Müllerian duct anomalies using ESHRE – ESGE consensus on the classification of congenital anomalies of the female genital tract. Ultrasound Obstet Gynecol, 2015, 46: 616 – 622.

9. Sawada M, Kakigano A, Matsuzaki S, et al. Obstetric outcome in patients with a unicornuate uterus after laparoscopic resection of a rudimentary horn. J Obstet Gynaecol Res, 2018, 44 (6): 1080 – 1086.

10. Lallar M, Nandal R, Sharma D. Unruptured rudimentary horn pregnancy presenting with acute haemoperitoneum with combined intrauterine pregnancy: a case report. Iran J Reprod Med, 2015, 13: 49 – 52.

(张洁文　金华　编写)

030 宫颈机能不全、难免流产一例

病历摘要

患者 35 岁，主因"停经 24 周，超声发现宫颈内口分离 1 天"入院。患者平素月经规律，核对预产期无误，孕早期曾因阴道少量流血予黄体酮保胎治疗 4 周。拒做羊水检查,孕 17 周无创 DNA 筛查低风险,患者孕早期 B 超提示宫颈长度未见异常。孕 13 周超声:CRL: 6.9cm,羊水深度 3.3cm,NT 0.22cm,宫颈未见异常。孕 24 周超声畸形筛查显示宫颈内口分离状,宽 1.4cm,宫颈管上部分分离,分离段长 1.5cm,宫颈管未分离部分长 1.3cm。患者无下腹坠痛及阴道排液等不适,偶有下腹发紧感,门诊考虑"先兆流产? 宫颈机能不全?"收入院。

既往史:否认慢性病史。2014 年因"宫腔粘连"于外院行宫腔粘连分离术。孕 3 产 0,人工流产 2 次。丈夫为乙肝小三阳。

查体:体温 36.4℃,脉搏 80 次/分,血压 133/69mmHg,腹软,宫高 24cm,出口横径 8.0cm,耻骨弓 >90°,胎心 145 次/分。窥阴器检查:阴道分泌物淡黄色,无异味,黏膜充血不明显,宫颈长约 2cm,宫口松,颈管内隐约可见胎囊。

辅助检查:B 超(孕 24 周):胎儿 BPD 5.7cm,FL 4.1cm,AC 19.5cm,AFI 9.3cm,经腹测量,宫颈内口分离状,宽 1.4cm,宫颈管上部分分离,分离段长 1.5cm,宫颈管未分离部分长 1.3cm。血常规:WBC 11.74×10^9/L,Hb 105g/L,PLT 187×10^9/L,尿常规:无异常。

入院诊断:妊娠 24 周,孕 3 产 0,宫颈机能不全? 贫血(轻度),高龄初产。宫腔粘连分离术后。

诊疗经过:完善各项检查,嘱患者卧床休息,给予黄体酮 20mg 肌注,每日 1 次。取宫颈管和阴道下三分之一分泌物分别送细菌培养 + 药敏,阴道分泌物检查:清洁度 Ⅲ 度,白念(-),BV(-),诊断为阴道炎,给予甲硝唑栓 1 粒,每日 1 次,阴道用药。入院后血常规:WBC 13.55×10^9/L,GR 76.1%,Hb 103g/L,PLT 204×10^9/L,OGTT 5.71 - 8.63 - 7.99mmol/L,HbA$_{1c}$: 5.1%

笔记

诊断为 GDM，予饮食运动控制血糖，控制满意，空腹血糖 5.0 ~ 5.3mmol/L，餐后血糖＜6.7mmol/L。入院后超声监测（经腹）结果：宫颈管长 2.8cm，宫颈管内口分离，内口开大 1.7cm，外口闭合。抗感染治疗 1 周后，宫颈及阴道分泌物细菌培养（-），复查阴道清洁度Ⅱ度，入院后第 7 天在腰硬联合麻醉下行宫颈环扎术，严格消毒阴道及宫颈，可见宫颈长 2cm，宫口松，宫颈管内可见胎囊，面积 1cm²，采用 MacDonald 术式环扎，手术顺利，术后复查超声：宫颈管长 2.3cm，宫颈内口闭合。术后予口服抗生素预防感染和硫酸镁抑制宫缩保胎治疗，术后第 3 日 9:00 出现胎膜早破，停 MgSO₄ 静点，行宫颈环扎线拆除，同时留取宫颈分泌物送细菌培养 + 药敏。复查血常规：WBC 15.8 × 10⁹/L，GR% 88.3%，Hb 94g/L，PLT 206 × 10⁹/L，CRP 70mg/L，考虑血象升高，予头孢呋辛 1.0g q8h 静点，并口服米非司酮 50mg bid 2 天，拟药物引产。当日 18:15 患者出现寒战，测 T 39.0℃，抽血做需氧和厌氧细菌培养 + 药敏，同时加用甲硝唑静点，补液降温对症支持治疗。术后第 4 日 0:00 患者出现阵发性下腹坠痛，体温间断升高，最高 39.2℃，更换抗生素舒普生 + 甲硝唑静点。16:45 自然分娩一女死婴，外观未见异常，留胎儿组织做染色体芯片检测，留宫腔试子细菌培养 + 药敏。胎儿娩出后，胎盘粘连未娩出，开放两条静脉通路，在超声引导下手剥胎盘并行刮宫术，对合胎盘基本完整，胎盘胎儿送病理检查。刮宫术中部分胎盘剥离困难，子宫收缩欠佳，出血量多伴休克和凝血功能异常，16:50 ~ 20:00 共出血 2800ml，化验：HGB 最低 55g/L，纤维蛋白原最低 1.43mg/dl，及时予补液、输血、纠正休克和凝血功能异常，先后输入 RBC 12U，血浆 800ml，纤维蛋白原 6.0g，安列克 3 支促子宫收缩，患者生命体征平稳，抢救成功。术后第 5 日患者体温下降，T 37.3℃，子宫复旧好，宫体压痛不明显，阴道出血不多。血常规：WBC 17.6 × 10^9/L，GR% 90.2%，Hb 51g/L，PLT 101 × 10^9/L，CRP 66mg/L，继续输血 4U + 血浆 600ml。上级查房并请感染科会诊讨论，患者有宫颈环扎手术史，胎膜早破，GDM，引产过程中出现发热伴血象进行性升高，除外其他部位感染，目前诊断宫腔感染，改为泰能 + 甲硝唑抗感染治疗。后患者体温及血象逐渐下降，故于术后第 8 日改为头孢美唑抗感染治疗。术后第 10 日复查超声：宫腔线居中，上段内膜厚 1.1cm，下段至宫颈管中上段可见不均质高 - 低回声，范围 7.3cm × 4.7cm × 3.3cm，考虑宫腔积血？于术后第 11 日静脉麻醉下超声引导下行刮宫术，刮出多量积血块和少量蜕膜组织。当日血常规：WBC 9.2 × 10^9/L，GR 57.7%，Hb 116g/L，PLT 272 × 10^9/L，CRP 4mg/L。术后第 13 日停抗生素静点，患者体温正常，子宫复旧好，嘱患者出院后予口服克龄蒙 3 个疗程，门诊随访。术后病理回报：胎盘 15cm × 12cm × 2cm，切面未见明确梗死及钙化，附脐带长 28cm，镜下：胎膜之蜕膜见多量中性粒细胞浸润，胎盘之绒毛板下纤维素内见中性粒细胞浸润，绒毛间及绒毛内见少量纤维素附着，病变符合胎膜炎及胎盘绒毛膜羊膜炎，脐带未见著变。

患者入院后多次宫颈及阴道分泌物培养均（ - ），血培养（ - ）。发热时查病毒 9 项（ - ），胸片（ - ），尿培养（ - ）。胎儿组织染色体芯片结果：AffymetrixCytoScan 750K Array 基因芯片分析显示女性胎儿，该患者在全染色体基因组范围内未发现染色体片段的拷贝数变化。

出院诊断： 难免流产，宫颈机能不全，绒毛膜羊膜炎，产后出血，失血性休克，胎盘粘连，宫腔积血，妊娠 25^{+3} 周，孕 3 产 0，妊娠期糖尿病，轻度贫血，阴道炎，高龄初产，宫腔粘连分离术后。

🔬 病例分析

宫颈机能不全是妊娠后，在达到足月妊娠前宫颈展平、变薄，宫颈管扩张，变宽的临床状态，最终导致中期妊娠流产或早产。宫颈机能不全是引起中期妊娠习惯性流产及早产的常见原因，占妊娠中期流产的 20%~25%，占全部早产的 8%~9%。早产是围生期死亡和残疾儿出生的主要原因，85% 的残疾儿和 75% 的新生儿死亡与早产有关，早产儿的出生严重影响人口质量和健康素质。因此，宫颈机能不全的防治值得研究。但目前国内外对于宫颈机能不全并无统一的治疗规范。

目前宫颈机能不全仍缺乏客观和明确的诊断标准。一般通过以下三方面诊断：①基于病史的诊断：1 次或 2 次的早孕晚期无痛性宫颈扩张，继之孕中期无宫缩、产兆和出血，感染、破膜等明确的病理因素，妊娠物排出的典型病史，即可诊断；②基于孕中期宫颈长度和宫颈缩短等超声标志进行诊断：宫颈缩短常见于孕 18~22 周，宫颈长度开始测量的时间应是 14~16 周，宫颈长度的临界值为 25mm。当发现短宫颈时，在特定情形下行宫颈环扎术是可行和有效的；③非孕期的实验性诊断：包括子宫输卵管造影术，宫颈球囊牵引摄像，黄体期用 7 号宫颈扩张器评估宫颈扩张情况等方法。该患者主要是根据孕中期 B 超提示宫颈短诊断宫颈机能不全。

对于宫颈环扎的适应证，可有如下三种分类：①以病史为指征的环扎术（预防性环扎术）；②以超声检查为指征的环扎术；③以体格检查为指征的环扎术（补救或仅仅环扎术）。对于以超声检查或体格检查为指征的环扎术，可减少 34 周前早产的发生，我国也有类似的研究证明这一点。因此，宫颈环扎术对于宫颈缩短同时伴有宫颈内口扩张的患者而言是有效且较为安全的治疗手段，具有抗早产的实际意义。当出现如下情况时，不适宜立即行宫颈环扎术：①术前宫缩频密者：若此时盲目实施环扎手术，术后容易造成破膜或再次宫口扩张，严重者可导致宫颈撕裂甚至宫颈离断，因此对于术前已有明显宫缩者，需先使用宫缩抑制剂治疗，待宫缩减弱并消失后再行手术治疗；②术前有明显感染者：有生殖道急性感染者可使炎症细胞产生大量的炎症因子进而诱发难以抑制的宫缩，此外，感染的患者在行手术时更容易并发亚临床或显性绒毛膜羊膜炎，宫内感染等；③宫口开大程度：目前尚无临床上统一的指南规定宫口开大多少后不能行宫颈环扎术，但大多数专家仍认为尽量在宫颈开大 <4cm 时及时处理。

宫颈环扎术的合并症发生率低，包括胎膜破裂、绒毛膜羊膜炎、宫颈裂伤、缝线移位等有研究指出，紧急实施的宫颈环扎术虽然可以延长孕周，但未足月胎膜早破及宫内感染的发生率可高达 64.7% 和 42.9%。但对于宫口开大、伴或不伴胎囊突出的患者行期待治疗，其流产的风险较行宫颈环扎术的患者要高达 4 倍。近些年，已有学者提出对此类患者加强预防感染，抑制宫缩可以有效地减少环扎术后并发症的发生。因此，术前常规检测患者感染指标，留取宫颈分泌物培养，术中严格消毒，术后加强感染指标的监测，合理应用抗生素及有效抑制宫缩，有利于手术取得满意效果。

该患者有下生殖道感染，感染是导致流产的主要原因。该患者除了宫颈因素，感染因素在病变发展过程中可能发挥潜在促进作用。

病例点评

该病例中患者无晚期流产和早产史，妊娠 24 周多次超声检查提示宫颈进行性缩短,宫颈长度 1.3cm,阴道检查可见宫颈缩短,宫口松,隐约可见胎囊,宫颈环扎的指征是基于超声和体格检查结果。实施宫颈环扎前应除外下生殖道感染,该患者入院下生殖道细菌培养和 GBS 筛查均未见异常,合并阴道炎,给予甲硝唑栓治疗有效。但经宫颈环扎后仍并发胎膜早破,宫内感染,胎儿娩出后因胎盘粘连,发生产后大出血,术后胎盘病理证实存在绒毛膜羊膜炎,宫颈环扎失败,妊娠结局不良。回顾该病例,需要思考的问题是该患者有多次流产和宫腔粘连操作史,妊娠期并发 GDM 和下生殖感染,宫颈缩短的原因为单纯宫颈机能不全,还是潜在宫内感染引起宫颈缩短,抑或两种因素均存在尚难定论。因此,针对此类有高危因素的妇女,在孕前和孕早期详细评估,及时发现并治疗下生殖道感染,更早期监测血糖和指导饮食控制血糖,有望为提高宫颈环扎成功率、减少晚期流产创造有利条件。

参考文献

1. 夏恩兰.《ACOG 宫颈环扎术治疗宫颈机能不全指南》解读. 国际妇产科学杂志, 2016, 12 (6): 652-656.

2. 王海玲, 杨孜, 申叶, 等. 治疗性子宫颈环扎术用于短子宫颈综合征的临床分析. 中华妇产科杂志, 2018, 53 (1): 43-46.

3. Zhu L Q, Chen H, Chen L B, et al. Effects of Emergency Cervical Cerclage on Pregnancy Outcome: A Retrospective Study of 158 Cases. Medical Science Monitor International Medical Journal of Experimental & Clinical Research, 2015, 21: 1395-1401.

(龙燕　马楠　编写)

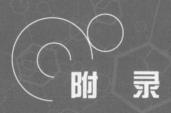

附 录

首都医科大学附属北京友谊医院简介

　　首都医科大学附属北京友谊医院始建于 1952 年,原名为北京苏联红十字医院,是中华人民共和国成立后,在苏联政府和苏联红十字会援助下,由党和政府建立的第一所大型医院。1954 年位于西城区的新院址落成时,毛泽东、周恩来、刘少奇、朱德等老一辈革命家为医院亲笔题词。毛泽东主席特别题词"减少人民的疾病,提高人民的健康水平"。

　　1957 年 3 月,苏联政府将医院正式移交我国政府,周恩来总理亲自来院参加了移交仪式。1970 年,周总理亲自为医院命名为"北京友谊医院"。

　　德高望重的老一辈医学专家为北京友谊医院的创建和发展做出

了无私的奉献，包括钟惠澜教授，中国科学院生物学部委员，我国第一位热带病学家；王宝恩教授，第一个在国际上提出并首先证明了早期肝硬化的可逆性；李桓英研究员，著名麻风病防治专家，获国家科技进步一等奖；祝寿河教授，儿科专家，第一个提出654-2可以改善病儿微循环功能障碍；于惠元教授，施行了我国第一例人体亲属肾移植手术。

目前，首都医科大学附属北京友谊医院是集医疗、教学、科研、预防和保健为一体的北京市属三级甲等综合医院，是首都医科大学第二临床医学院。医院设有西城院区和通州院区，其中通州院区位于北京城市副中心。拥有硕士培养点31个、博士培养点27个。研究生导师137名；教授、副教授近140名。近60名教授在中华医学会各专业学会、北京分会及国家级杂志担任副主委以上职务。

医院综合优势明显，专业特色突出，共有临床医技科室54个。胃肠、食管、肝胆、胰腺疾病诊治，肝移植，泌尿系统疾病诊治，肾移植，血液净化，热带病、寄生虫及中西医结合诊治是医院的专业特色。消化内科、临床护理、地方病（热带医学）、普通外科、重症医学科、检验科、病理科、老年医学等临床医学专业获批国家临床重点专科项目，医院设有北京市临床医学研究所、北京热带医学研究所、北京市中西医结合研究所和北京市卫生局泌尿外科研究所，拥有消化疾病癌前病变、热带病防治研究、肝硬化转化医学、移植耐受与器官保护4个北京市重点实验室。

建院以来，医院得到了各级党委和政府的支持鼓励与悉心指导，也牢记着党和政府及人民群众的殷切希望与盈盈嘱托。在"仁爱博精"的院训精神指引下，医院始终坚持"全心全意为患者服务"，服务首都，辐射全国，大力加强人才队伍建设和医院文化建设，努力使患者信任、职工满意、政府放心。

首都医科大学附属北京友谊医院产科简介

　　首都医科大学附属北京友谊医院产科是北京市十一家危重孕产妇抢救中心之一、市级孕妇示范营养门诊、北京市产前筛查中心。每年住院患者4400人次，年分娩量4000人次左右。产科团队具有丰富的临床经验和处理危重症的能力，长期接受河北省及全国其他省市的危重孕产妇的转诊和救治工作，高危孕产妇占住院总数的85%以上，在高危妊娠的管理和危重病例的救治方面处于国内先进水平。科研方面积极开展妊娠合并消化系统的疾病、妊娠期甲状腺功能疾病、早产、妊娠合并免疫性疾病的基础与临床研究并取得国家级、省部级、局级等多项课题，产科的危重症孕产妇救治团队形成一定的规模和体系。